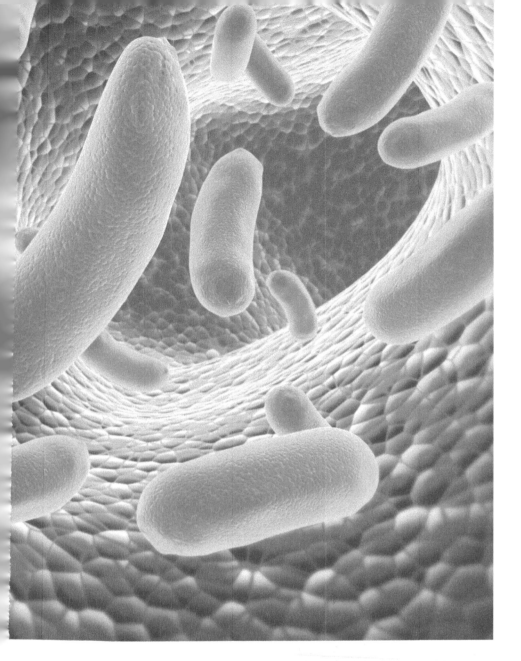

癌症患者自悯训练的理论与实践

朱　蕾◎著

U0208291

陕西师范大学出版总社

图书代号　ZZ22N1592

图书在版编目（CIP）数据

癌症患者自悯训练的理论与实践 / 朱蕾著 . —西安：
陕西师范大学出版总社有限公司，2022.8
ISBN 978-7-5695-3108-4

Ⅰ . ①癌… 　Ⅱ . ①朱… 　Ⅲ . ①癌—精神疗法
Ⅳ . ① R730.59

中国版本图书馆 CIP 数据核字（2022）第 149265 号

癌症患者自悯训练的理论与实践
AIZHENG HUANZHE ZIMIN XUNLIAN DE LILUN YU SHIJIAN

朱　蕾　著

责任编辑	杨　凯	
特约编辑	石　希	
责任校对	曾学民	
封面设计	鼎新设计	
出版发行	陕西师范大学出版总社	
	（西安市长安南路 199 号　邮编 710062）	
网　　址	http://www.snupg.com	
经　　销	新华书店	
印　　刷	西安日报社印务中心	
开　　本	787 mm×1092 mm　1/16	
印　　张	12	
字　　数	320 千	
版　　次	2022 年 8 月第 1 版	
印　　次	2022 年 8 月第 1 次印刷	
书　　号	ISBN 978-7-5695-3108-4	
定　　价	65.00 元	

读者购书、书店添货或发现印刷装订问题，请与本社高教出版中心联系。
电　话：（029）85307864　85303622（传真）

前言

随着恶性肿瘤发病率的逐年增加，癌症已经成为威胁人类健康的主要疾病之一。癌症不仅会威胁患者的健康与生命，而且会给患者带来严重的心理挑战，继而引发多种心身障碍，包括疼痛、癌因性疲乏、睡眠障碍、抑郁、焦虑等。虽然这些心身障碍普遍存在于癌症病程中，但其严重程度在不同患者中却存在着个体差异。为了帮助癌症患者更好地应对疾病，心理干预已被国内外研究者以及心理学家广泛应用于临床。尽管传统的心理干预（例如认知行为疗法）可以用于缓解癌症患者的身心症状，但现存疗法对于癌症患者心理症状的干预效果有限。本书将重点介绍近年来新兴的一种心理干预方法——自悯训练。该种心理干预方法因其不同于其他西方色彩浓厚的心理干预方案，受到越来越多研究者和临床心理学家的关注。

自悯是借助东方佛教思想而兴起于积极心理学的一个新兴概念，被定义为个体自身在遭遇痛苦和失败时，保持中正与平和的心态，以理解而非纯粹对抗的态度看待自身的痛苦遭遇和缺点，强调人的不完美是正常的，苦难也是共通的。自悯理论认为，高自悯个体能够更准确地认识自身的失败、缺点、痛苦和不足，非但不会严厉批评和指责自己，并且能够做到对自我的关切和怜悯。因此，自悯能够帮助个体有效应对各类负性和压力性生活事件，维护个体的心理健康。近年来，国内外针对大学生群体、社区人群、抑郁症群体等的研究已经证实，高自悯个体的心理健康状况较好。在癌症患者群体，笔者近年来的研究也已证实，自悯作为一种积极的心理品质，可以有效缓冲癌症带来的各项心理挑战，例如帮助减缓抑郁和焦虑情绪等。以自悯为核心的训练认为，过度的自我批评和自责会导致焦虑、抑郁以及其他形式的心理症状，而自悯作为一种更为成熟的应对方式，能够帮助个体更好地应对不可改变的人生困境（例如癌症）。

本书共分为四章。第一章介绍癌症可能给患者带来的心理挑战及其引发的常见心身症状，第一节首先对可能造成癌症患者心身障碍的因素进行了介绍，第二节至第八节分别介绍癌症患者常见的心身障碍，对每种障碍的发病率、诊断标准、风险因素、以及常见干预方案进行阐述。第二章重点介绍自悯的概念及其相关理论，并对自悯领域的研究现状及未来研究方向进行探讨。第三章节选目前自悯临床与研究领域较为常见、也较易操作的训练模块，重点介绍以自悯提升为核心的个体心理训练方式，首先从压力应对、健康行为、心理健康和癌症应对等方面展开，阐述自悯训练对癌症患者身心健康的益处；其次引导患者逐步完成自悯训练，引导个体如何在日常的困难挑战或压力中练习自悯。第四章探讨如何通过团体治疗的方式对癌症患者进行自悯训练，以期通过提升患者的自悯水平进而改善其身心健康，并以癌症复发恐惧为例，介绍笔者近年来通过临床实践总结出的一套行之有效的团体自悯训练课程。

本书的撰写和出版得到了许多老师、朋友和学生的帮助，在此一并致谢，特别感谢我的研究生韦柳渝、刘岚清、喻云雷、孙莎莎、杨雪平、张秀丽的帮助。我衷心希望这本书能够帮助受癌症困扰的朋友能够更好的走出癌症的阴影，在感到痛苦时用正念迈出自悯的第一步，用爱与善意的冥想摆脱冷漠与焦虑，感受自悯带来的温暖与慈悲，通过寻找内心自悯的声音来接纳不完美的自己。

朱蕾

2022 年 7 月

目 录

第一章　癌症患者常见的心身障碍

第一节　癌症患者心身障碍形成的因素

一、社会经济地位

社会经济地位（Socio-Economic Status, SES），指的是个人或群体在社会中拥有的经济和社会地位，是对个人或群体的收入、教育、职业声望等的综合性评价，它能够反映社会个体获取社会资源的差异。个人或群体社会经济地位低下，意味着收入低、受教育程度低、失业风险高、生存经济状况困难。同时，社会经济地位也能够体现出个体所感知到的与生活环境、饮食、锻炼、休息密切相关的环境压力源。

有关研究表明，受教育程度、收入水平和所处的社会阶层，能够强有力地预测癌症患者的心理症状。例如，受教育程度、收入水平和所处社会阶层较低的乳腺癌患者在癌症确诊之后以及手术后，其抑郁和焦虑的水平更高，创伤症状也更加严重。另外，较低的社会经济地位也是导致宫颈癌患者、肺癌患者、前列腺癌患者产生抑郁、焦虑、创伤症状等心理障碍的风险因素之一。

二、社会支持

积极地接受医学治疗不仅能够有效促进癌症患者的康复，而且能快速提高其幸福感。然而，在现阶段，尽管医学已经高度发达，但是医学治疗能够为癌症患者所提供的帮助依然是有限的。尤其是在医疗资源紧缺或者患者经济条件有限的情况下，癌症患者大多需要通过寻求医学治疗以外的其他资源的帮助，才能更好地应对癌症，缓解心理症状。

在诸多资源中，社会支持是帮助癌症患者应对癌症带来的心理挑战的重要资源，按照支持的来源可以分为：家庭支持、同伴支持以及医护人员支持等。按照支持的类型及功能，社会支持可以分为：情感支持、工具性支持、评价支持和信息支持。情感支持包括家庭成员为癌症患者提供的尊重、信任、关怀以及倾听；工具性支持包括实物、资金、劳动和时间等方面的援助；评价支持主要有同伴对患者的正面评价，从而帮助患者提升自尊水平；信息支持包含医护人员、心理治疗师等相关从业人员提供的与癌症相关的信息及建议等。

大量研究表明，社会支持与癌症患者的情绪障碍（例如抑郁、焦虑）、疼痛等身心症状密切相关。积极寻求社会支持、对所获取的社会支持持满意态度有利于减缓患者的心理症状，而不足的社会支持则与较高的心理问题发病率相关。有效的社会支持能够提高患者的生活质量与幸福感，减轻他们的抑郁症状；并且，研究也发现对社会支持更为满意的癌症患者其幸福感更高。此外，来自家人、亲属、病友、医护人员以及社区的社会支持，能够帮助患者降低抑郁和焦虑水平，减少污名化，从而提高患者的生活质量。

1. 家庭支持

家庭支持是癌症患者能够获得的社会支持主要来源之一。尽管癌症患者的亲属和家人承受着经济、工作和社会的三重负担，但同时他们也是能为患者提供情感支持以及日常护理服务的主要支持者，并帮助患者完成各项重要的医疗决策。特别是对于青少年癌症患者群体，家庭支持（尤其是来自母亲的支持）是他们获取疾病相关的信息以及情感支持的重要来源。因此，相比于同伴支持，青少年癌症患者对来自家庭成员的社会支持更为满意。同时社会支持来源的数量与青少年癌症患者的抑郁、焦虑症状以及低自尊呈负相关。

2. 伴侣/同伴支持

伴侣支持是家庭支持的另一个重要来源，是否能够感知到足够的伴侣支持会对癌症患者的心理调适产生直接影响。一项以结直肠癌患者为对象的研究发现，已婚男性患者对家庭支持的感知程度与其心理症状的严重水平呈负相关，而在未婚男性群体中则没有发现这种关系。这说明，来自伴侣充足的情感支持和心理支持是帮助患者适应疾病的重要社会支持来源之一。

同伴支持也是癌症患者的重要社会支持之一，包含病友支持和健康同伴支持。特别是对于青少年和儿童癌症患者，来自相近年龄病友的情感和心理支持不仅能够为他们提供疾病的相关信息，而且可以帮助患者建立康复的信心。而来自健康同伴的支持有助于患者发展认同感和自主性。在治疗初期，青少年癌症患者对同伴支持表现出了较高程度的需求。但随着疾病的发展，社交时间减少会影响青少年癌症患者与同伴之间的友谊。另外，对于女性患者，她们认为相比于丈夫的支持，来自其他家人和亲朋好友的支持更为有效。

3. 医护人员支持

来自医护人员的社会支持能够为癌症患者提供癌症相关的医学及治疗信息，并且帮助他们应对癌症带来的各种心理障碍，促进患者更好地适应癌症。医护人员为癌症患者提供的信息支持，具体包括与疾病本身、疾病诊断和预后、治疗及其副作用、其他社会支持等相关信息。护士是连接医疗资源与癌症患者的重要桥梁，是与癌症患者联系最为紧密的医护人员，在日常工作中，护士应该将患者的社会支持水平作为衡量癌症功能状态的指标之一，积极了解患者的社会支持是否充足，并且在必要的时候提供相关的医疗咨询服务。

三、人格特质

人格特质是指个体在成年早期以及之后形成的动机、情绪、性格、态度以及行为倾向的综合，是个体普遍长久存在的一种心理结构。人格特质被证实能够有效预测罹患癌症之后个体的心理症状。

1. 神经质（Neuroticism）

迄今为止，学者们已经提出了许多不同的人格特质理论，这些理论均对个体的人格特质进行了不同的分类。在众多人格特质中，神经质被广泛证实是影响癌症患者心理健康水平的重要特质之一。神经质是指个体感受到焦虑、抑郁和愤怒等消极情绪的倾向。对个体而言，癌症诊断无疑是一个重大的生活创伤事件。繁重的治疗过程、反复多次的医学检查，以及对癌症复发的担忧，都会长期伴随患者，并可能引发患者的创伤后应激障碍。而神经质作为创伤后应激障碍的一个强有力的预测因素，它对创伤后应激障碍相关症状的严重程度起着重要的影响。也有研究表明，神经质能够预测乳腺癌、妇科恶性肿瘤等癌症患者手术后的情绪障碍、抑郁、焦虑等症状。

2. 乐观 / 悲观

一些研究探讨了乐观和悲观对癌症患者心理症状的影响。乐观和悲观并不能算作基本的人格特质，但作为积极心理学的一个重要概念，乐观反映了个体对于未来的积极性预期，它能够帮助个体在压力下保持心理弹性；而悲观则反映了个体对于未来的消极性期望，这不利于个体积极地应对生活中出现的负性事件，甚至可能危害个体的心理健康状况。相较于乐观主义者，悲观主义者的精神状况更可能使自身遭受身体疼痛的影响，他们也相对更容易将疼痛灾难化，继而对疾病负担更感焦虑。另外，在神经生理方面，悲观主义者遭遇应激时，他们的皮质醇分泌水平也更高，抗氧化水平更低，炎症的生物指标上升，免疫系统功能更弱。

在癌症相关研究中，患者的悲观和乐观程度能够预测乳腺癌患者的焦虑和抑郁症状。患者的乐观水平越高，其术后两年的抑郁和焦虑症状会更少。乐观也可以预测癌症患者在治疗后的癌症复发恐惧水平。有学者从神经生理和遗传学两个角度解释了乐观和悲观对癌症患者心理症状的作用机制。一方面，乐观和悲观可以通过影响癌症患者的神经内分泌免疫调节系统（例如增强皮质醇反应）来引发患者的抑郁和焦虑症状；另一方面，个人特质来源于基因基础，关于人类全基因组分析和双生子研究的元分析发现，单核酸多态性和基因组的特定区域与乐观和悲观有关联。

3. D 型人格

D 型人格（Distressed Personality，又称 Type D Personality）是指个体倾向于持有较高水平的负面情绪和社会抑制。在心脑血管疾病领域，具有 D 型人格的患者常常会表现出更多的抱怨情绪，以及面对治疗时更为消极的态度。在癌症患者群体，研究发现具有 D 型人格的结直肠癌患者往往更倾向于表达出更高水平的负面情绪、身心痛苦以及疼痛等。D 型人格患者会更倾向于认为，自己获取的癌症相关信息更少，对获得的信息量也更容易产生不满，导致心理症状的产生。此外，相比于其他人，具有 D 型人格的结直肠癌患者对医疗资源的使用率也会增加。

4. 特质焦虑

特质焦虑（Trait Anxiety）也是影响癌症患者心理症状的人格因素之一。状态焦虑是指个体在某个特殊时期感到的焦虑程度，其变化幅度较大。特质焦虑则是指，个体在大多数时候和情境下表现出的焦虑倾向，是个体较为稳定的一种特质。它能够预测癌症患者更多的抑郁和焦虑症状以及更低的生活质量。

5. 个人控制感

个人控制感（Personal Control）也会对癌症患者的身心症状产生较大影响。个人控制感是指个体认为自己的生活是由自己而并非由命运掌控的程度，是一种坚信自己能影响生命重要事件的信念。已有研究发现个人控制感与癌症患者的抑郁、焦虑、疲劳症状以及生活质量负相关，一些纵向研究结果表明个人控制感能预测患者在2—9个月后较低的抑郁和焦虑症状以及更高的身体功能水平。有研究探讨了个人控制感对癌症患者的体育活动状况、医疗资源使用情况和治疗方式选择的影响。例如，个人控制感较高的癌症患者会进行更多的体育活动、更多地使用支持性护理；相比于个人控制感低的女性，有乳腺癌家族诊断史且个人控制感较高的女性更愿意进行乳房切除手术来预防乳腺癌。

四、应对策略

应对策略（Coping Strategies）是指个体在面对压力事件或威胁时所付出的认知和行为上的努力。应对策略有多种分类方式。首先，按照应对目的的不同，应对策略可以分为情绪指向应对和问题指向应对，情绪指向应对是指个体为了管理自身内部的需求与矛盾（例如紧张情绪）所做出的努力，相应的策略包括寻求情感方面的社会支持、积极的认知重评；问题指向应对是指个体为了协调自身与外部环境之间的需求与矛盾所做出的努力，相应的策略包含寻求工具性社会支持、有计划地解决问题。其次，按照个体趋近或回避压力源的不同，应对策略还可以分为趋近应对策略和回避应对策略，趋近应对策略是指直接应对相关的问题或情绪，回避应对策略是指回避应激源或与之相关的情绪体验。

不同的应对策略对癌症患者心理症状的影响不同。采用积极的问题解决策略，例如积极重评、问题解决、二元应对（和伴侣一起应对）等，能够帮助癌症患者提高生活质量，减少自身的情绪困扰、心理痛苦和抑郁症状。例如，研究发现前列腺癌患者通过寻求社会支持、向前列腺癌病友获取信息，能够缓解自身的抑郁和焦虑症状，并提高生活质量和幸福。另外对于结直肠癌患者，积极地寻求支持与相关信息可以帮助他们更好地解决因结肠切开术袋带来的自理问题。而对于乳腺癌患者，问题解决策略、乐观主义、积极地接纳癌症诊断，能够帮助她们适应癌症。相比于采用回避应对策略的女性癌症患者，采用积极的认知重构策略和参与策略的患者，其心理健康状况更为良好，生活质量也高于前者。一些以改变癌症患者的应对策略为目的的干预研究也证明了良好应对的重要性。例如在个体艺术治疗中，艺术治疗师让患者在探索强烈的、痛苦的想法和感受时，利用不同的艺术材料（绘画、黏土和扎染）进行创作，从而协助患者更好地应对癌症放射治疗。基于家庭护理的训练治疗，通过将治疗重点从癌症患者本身转移到家庭单元中，来帮助患者解决问题并改变其行为，减轻患者的压力。

适应不良的应对策略，例如回避、压抑、被动应对、放弃癌症相关的反刍和焦虑主导应对，会引发癌症患者更多的心理痛苦和抑郁症状。研究证实，更多地采用自责、回避指向应对策略，与乳腺癌和头颈癌患者的心理障碍、癌症复发恐惧相关，并且会进一步降低患者的幸福感、提高患者的癌症复发恐惧水平。采用"宿命论""人生无望"的应对方式则能够预测前列腺癌和乳腺癌患者的抑郁和焦虑症状。一项纵向研究表明，应对策略能够预测癌症患者在癌症诊断后一年内创伤症状的变化轨迹。在这项研究中，癌症患者的创伤症状表现出了四种不同的轨迹：第一，"回弹型"，患者每次测量时均表现出较低程度的症状；第二，"延迟 – 恢复型"，患者的创伤症状先降低，后升高，最后又回落；第三，"温和型"，患者在测量初期表现出中等水平的创伤症状，随着时间的推移症状水平逐渐下降；第四，"严重型"，患者表现出持续较高水平的创伤症状。该研究表明，采用"焦虑主导"应对策略的癌症患者会表现出"温和型""严重型""延迟 – 恢复型"的创伤症状变化，采用回避应对策略的癌症患者会表现出"温和型"的创伤症状变化。

五、污名化

污名化（Stigma）可以被描述为一种社会过程，它是因实际或感知到的不良社会判断而导致对他人的排斥、拒绝或责怪。因为大众对癌症的无知与恐惧，认为癌症患者会给社会带来风险，癌症常常被污名化。据研究统计，癌症患者污名化的发生率在13%—80%之间，超过30%的癌症患者对癌症持有消极态度和刻板印象，近10%的患者因为癌症而遭受过社会歧视。污名化包括内在污名化和外在污名化。内在污名化是指个体对自身所患癌症的内心感受，例如因癌症感到羞愧和内疚；外在污名化是指他人对癌症患者采取的某些反应或行为，例如歧视、责怪和社会排斥等。

污名化会给癌症患者的心理和生理健康带来双重影响。已有研究表明较高的癌症污名化与患者抑郁、焦虑水平的升高、更多的社会限制、较低的自尊水平和生活质量正相关。有研究利用认知行为疗法改善肺癌患者的污名化，发现治疗后患者的抑郁、焦虑和感知污名化水平均显著下降。感知污名化水平更高的肺癌患者通常会报告更多的不良身体症状，例如食欲减退、咳嗽、呼吸困难、乏力、咯血、疼痛等。

不同癌症类型的患者可能体验到不同水平的污名化。相比于乳腺癌、前列腺癌、胃癌、宫颈癌、结肠癌、头颈癌患者，目前吸烟或曾有吸烟史的肺癌患者会感受到更多的内疚、羞愧和自责，这可能与吸烟导致肺癌有关。目前有吸烟习惯的肺癌患者其内疚、羞愧、焦虑和抑郁水平比之前吸过烟或没有吸烟史的肺癌患者更高。但也有研究表明，无论是否吸过烟，肺癌患者都倾向于认为自己应该对自己患有癌症负责。

污名化还会影响癌症患者与他人的沟通。有研究发现，许多肺癌患者害怕他人对自身癌症的反应，这种内在污名化会影响患者与家人、朋友以及医护人员的沟通，并阻碍癌症患者获取社会支持，例如延迟疾病诊断、在寻求医疗护理过程中拖延时间。同时，外在污名化（例如他人的歧视）也可能会导致患者隐瞒自己的病情。肺癌患者报告了与朋友、家人的隔离感和孤独感，这可能是患者的内在污名化和外在污名化共同影响的结果。

除了癌症本身带来的污名化会影响患者的心理健康，癌症产生的副作用也会给患者带来污名化的威胁。例如，有研究发现与癌症导致的毁容相关的污名化，与患者的情绪障碍、抑郁、意志消沉等心理问题，以及生活质量的降低有关。

六、生活事件及创伤性生活事件

生活事件（Life Events）是指个体在学习、生活和工作等生存环境中发生的、要求个体做出行为、认知或情绪方面的改变或适应的情况或变化。生活事件按照不同维度可以进一步细分。首先，根据性质不同，生活事件可以分为正性生活事件（Positive Life Events）和负性生活事件（Negative Life Events）。正性生活事件诸如升职加薪、获得奖项、结婚等，正性生活事件对个体的生活具有积极意义，有利于促进个体的身心健康，提高幸福感；负性生活事件诸如亲友去世、离婚、考试落榜、被诊断为重大疾病等，可以给个体带来焦虑、抑郁、不安等消极影响，损害个体的身体和心理健康，给个体的正常生活带来重大打击。正性生活事件和负性生活事件的划分并非绝对，而是与个体的心理体验有关。其次，根据事件强度不同，生活事件可以分为重大生活事件和小生活事件。重大生活事件是指使个体的情绪强度变化较大的生活事件，例如结婚、疾病、丧亲等；小生活事件是指丢失物品、工作学习被打扰等引起个体相对较小的情绪强度变化的生活事件。虽然小生活事件对个体的影响不如重大生活事件强烈，但其持久性也容易使个体产生压力和不适感。

创伤性生活事件（Traumatic Events）是指可能对个体的心理状况造成潜在创伤的生活事件。创伤性生活事件作为个体的一种重要应激源，引起了研究者们的广泛关注。被诊断为癌症对患者来说已经是一件创伤性事件，而生活中的其他负性事件（例如亲人的逝去、离婚等）可能会使癌症患者的心理健康雪上加霜。根据创伤后适应的认知信息加工模型（Cognitive Information Processing Model），先前有过创伤经历的个体会产生与创伤事件相关的"恐惧网络"，个体在之后所经历的负性生活事件会激发"恐惧网络"，并引发创伤相关症状。因此对癌症患者而言，创伤性生活事件可能会加重癌症给患者带来的心理症状和身体症状，进一步影响癌症患者的心理健康。有研究表明，应激性生活事件的数量与乳腺癌患者的心理痛苦相关，并且会影响进行过骨髓移植的癌症患者的症状。

第二节　疼痛

对癌症患者而言，疼痛是最常见的身心症状之一。1985年，美国疼痛学会将疼痛列为继心率、血压、脉搏和呼吸之后的第五大生命特征，此后，疼痛在临床上受到越来越多的重视和关注。国际疼痛协会将疼痛定义为"组织损伤或潜在的组织损伤引起的不愉快的感觉和情感体验，或者是与这种损伤相关的描述"。随着临床上癌症相关研究的不断深入，癌症相关疼痛的定义也越来越多样化，有人认为疼痛实际上是一种与实际的或潜在的组织损伤或与这种损伤有关的一种令人不愉快的感觉和情感体验，这种体验不仅涉及到情感方面，还与感觉、认知方面有关；也有学者从疼痛的类型入手，将癌症相关疼痛分为伤害性疼痛和神经性疼痛两种，伤害性疼痛是通过内脏或躯体组织损伤以及产生的有害刺激而产生的,而神经性疼痛则是由中枢神经系统损伤产生的。

一、发病率

据世界卫生组织统计,全世界每年新发癌症患者 1000 余万,死亡人数 600 万以上,而每年至少有 500 万患者正在遭受疼痛的折磨,每年新诊断的癌症患者中大约有 25% 会出现疼痛现象,在接受医学治疗(手术、化疗、放疗)的患者中 50% 以上会出现癌症相关疼痛的症状,在晚期癌症患者中,疼痛的发生率高达 70%。不同癌症类型患者相关疼痛的发生率也有所不同,乳腺癌作为女性群体中最常见的癌症类型,其癌症相关疼痛患病发生率为 29.8%—65%,肺癌患者的疼痛发生率为 50%—80%。在患者抗癌治疗期间发生率约为 55%,在治疗结束之后,患者出现疼痛的概率虽然比治疗期的疼痛发生概率要低,但仍有将近 40% 的患者会报告不同程度的疼痛。总体而言,由于测量工具及测量时间点的不同,癌症患者的总体疼痛发生率为 33%—66%。

二、诊断标准

对于癌症疼痛的诊断与评估一般选用量表测量的方式,数字疼痛评估量表和中国癌症疼痛评估工具是临床上常用的两种评估工具。

1. 数字疼痛评估量表(Numeric Rating Scale, NRS)

数字疼痛评估量表(见专栏 1-1)采用数字 0—10 代表不同程度的疼痛,0、1—3、4—6、7—10 分别表示无痛、轻度疼痛、中度疼痛、重度疼痛。在测试时,患者只需要选出一个最符合自己疼痛程度的数字即可。该评估量表是癌症患者常用的疼痛评估量表,也适用于老年人和文化程度较低者,简便易行,结果可靠。

专栏 1-1 测一测你的疼痛感(数字疼痛评估量表)

请在以下数字中圈出最能代表自身疼痛的数字。										
0	1	2	3	4	5	6	7	8	9	10

2. 中国癌症疼痛评估工具(Chinese Cancer Pain Assessment Tool, CCPAT)

中国癌症疼痛评估工具由来自香港理工大学的钟慧仪博士所编制,专门用于评估中国癌症患者的疼痛水平。该量表一共包括 53 个题目,分别从功能领域、心理领域、药理领域、情感领域、对疼痛的信念和理解、疼痛强度六个不同的领域对癌症疼痛做出评估。根据各部分重要性的不同，每个维度的系数也不同。该量表采用 Likert 五级评分法，从非常不同意到非常同意分别赋值 1—5 分，各领域所得的总分乘以相对应的系数，分数之和为总得分。总分越高，则表明该患者所承受的疼痛水平也越严重。

三、风险因素

导致癌症患者疼痛的原因有很多，患者的肿瘤溃烂感染、侵袭程度加深、压迫神经丛或阻塞脏器等，均会导致疼痛的产生。癌症相关疼痛的具体风险因素主要包括以下几类：

（1）生理因素

人体的生理因素可能导致疼痛的产生。臂丛神经受到侵犯后会引起疼痛；管腔阻塞导致淋巴回流产生严重障碍时也会出现疼痛；癌细胞的转移所导致的骨质破坏，其主要表现为持续性疼痛；而手术治疗的后果、药物的副作用以及身体缺乏活动所造成的僵硬等也都会导致疼痛。癌症患者所经历的手术、术后急性期的疼痛强度、放疗等均会影响癌症患者的疼痛水平。

（2）认知因素

对于癌症疼痛的认知包括对疼痛相关知识的了解及其处理，癌症疼痛相关知识可以影响患者对疼痛及后续干预的反应，恰当的疼痛相关教育也可以增强患者的正确用药意识。有研究发现，癌症患者对术后疼痛的不良认知会使得患者压抑表达自己的疼痛。

（3）情绪因素

抑郁、焦虑及其他情绪因素与癌症患者的疼痛相关。相关研究已经证实个体的情绪、情感因素在癌症疼痛中起到至关重要的作用。一些情绪因素（例如抑郁和焦虑）与癌症患者的疼痛明显相关，例如，有研究调查发现抑郁与癌症患者较高的疼痛水平密切相关；同时，也有研究在对临床癌症患者的调查分析中发现，患者的癌因性疲乏、癌症相关疼痛和抑郁程度高度相关，这些因素均会影响患者的整体健康状况。

（4）患者的自我应对能力

根据自我效能感理论，个体在面临困难时会评价此时困难对自己能力的挑战度，以及自己是否具备克服困难的能力。自我应对能力是患者在面对风险事件时能否积极应对的能力。若癌症患者具有较强的自我应对能力，则能正确地面对疼痛，积极寻求疼痛控制的途径；若疼痛的程度远远超过患者的自我应对能力，那么有可能会降低患者应对疼痛的信心，对自我应对能力产生怀疑。一项前人的研究也证实了该观点，与积极应对者相比，采用消极应对方式的患者无能感较强，这也证明了应对方式对癌症疼痛患者的治疗效果有所影响。

（5）外部支持

外部支持是指能够给患者带来帮助和支持的一些外部资源，如亲戚朋友、医院的医疗设施、医护人员的照料等。研究发现，当癌症患者相信并确实得到了来自外界的帮助和支持时，癌症相关疼痛对其的负面影响将大大减小。一项针对存在乳腺癌转移或复发的患者的调查研究发现，有力的社会支持可以调节患者的情绪，使其较少感知到生活压力的影响，而不利的社会支持则会增加该群体产生情绪困扰的可能性。

四、干预方法

研究表明，高达70%的癌症相关疼痛并没有得到有效的治疗，对于这些患者来说，疼痛带来的困扰也大大降低了其生活质量。针对疼痛的治疗，美国国立综合癌症网络提出了针对性的4A目标，即优化镇痛、优化日常生活、使药物不良反应最小化和避免不恰当给药，并对这四个目标进行了指导性的说明。

1. 药物治疗

药物治疗是癌症相关疼痛治疗中最常见的方法。目前临床上治疗疼痛使用比较多的方法是三阶段药物止痛法，它同时也是世界卫生组织推进应用于治疗癌症相关疼痛的重要方式。第一阶段：非阿片类辅助用药（阿司匹林或扑热息痛）；第二阶段（若第一阶段药物治疗无缓解）：弱阿片类（可待因）＋非阿片类辅助用药；第三阶段：强阿片类（吗啡）＋弱阿片类＋非阿片类辅助用药，直到患者疼痛缓解，医生可根据患者的疼痛程度选择不同的阶梯治疗方案。药物治疗作用非常明显，在合适的时间点给患者使用合适量的药物基本上可以缓解80%—90%的癌症相关疼痛。

药物治疗对于疼痛的缓解效果显著，但是它也有明显的缺点，此方案主要作用于全身，忽视了局部治疗的作用，长期用药会产生耐受性及成瘾性，而且有可能会伴有便秘、恶心、呕吐等不良反应。

2. 音乐疗法

音乐疗法在癌症患者的应用中比较广泛,它主要通过医护人员的指导,基于心理治疗的方法和理论使患者体验相应的音乐,从而放松自己,最终达到促进心理健康等目标。音乐疗法对癌症相关疼痛有很大的缓解作用,患者在倾听音乐的过程中,音乐会以声波的形式借助听觉作用于脑干网状结构及大脑边缘系统,对中枢神经系统进行调节,从而改善患者对疼痛的紧张情绪,分散疼痛注意力,患者的注意力转移后感知到的疼痛就会明显减轻。有研究者也证实了音乐疗法在患者身上可以起到疼痛减轻的作用,音乐可以减慢呼吸、促进人体释放内啡肽,减少对疼痛的感知,以达到缓解疼痛的目的。

音乐疗法以其经济、安全、方便、无创性的优势在临床上得到了广泛应用,在使用音乐疗法时要注意向患者传达音乐疗法的目的及原理、了解患者是否接受音乐治疗、并事先对患者歌曲风格的喜好进行深入了解,同时根据患者的反馈选择合适的音乐对其进行治疗。

第三节　癌因性疲乏

关于癌因性疲乏的研究由来已久,最早对癌因性疲乏的定义来自皮佩(Piper)。他从护理学的角度进行定义,认为癌因性疲乏是一种受生物节律影响的主观疲乏感,其强度、持续时间、引起的主观不愉快感会发生变化。自此之后关于癌因性疲乏的定义也逐渐增多,有学者认为癌因性疲乏是由于癌症及治疗使患者长期紧张和痛苦而产生的一系列主观感觉,包括虚弱、注意力不集中、活动无耐力、动力或兴趣减少等。也有学者从功能性角度进行阐述,认为癌因性疲乏是与癌症或治疗相关的生理、情感与认知的疲乏,这种疲乏与患者近期活动不成比例并且常常会干扰正常的生活。美国国立综合癌症网络在《癌症相关性疲乏实践指南》中将癌因性疲乏列为癌症患者的第六大生命体征,并将癌因性疲乏定义为一种痛苦的、持续的、主观的、有关躯体、情感或认知方面的疲乏感或疲惫感,这种疲倦感妨碍日常生活并且与近期的活动量不符,与癌症或癌症的治疗有关。

一、发病率

癌因性疲乏是癌症患者最常见、最令人痛苦的症状之一，不少患者在治疗完成数年后仍会感到疲乏。癌因性疲乏有不可预知、持续时间长、发生快和程度重等特点，并会带给患者巨大的痛苦。有学者针对长期癌症幸存者的研究表明，大约 1/4 到 1/3 的人在癌症诊断后有长达 10 年的持续疲劳。就具体的癌症种类来说，国内有学者在调查有效的癌因性疲乏干预方式时发现，妇科恶性肿瘤患者癌因性疲乏的发生率高达 92.5%；同样的高发病率在血液肿瘤患者中也存在，78.8% 的血液肿瘤患者存在癌因性疲乏，且多处于重度水平；在对肺癌患者进行调查时发现肺癌患者中癌因性疲乏的发生率大概为 65%—96%；而英国一项研究表明，至少三分之一的白血病患者患有癌因性疲乏；针对淋巴瘤患者的研究显示约 37% 的患者出现严重的疲乏。

二、诊断标准

1. 癌症疲乏量表中文版

癌症疲乏量表由冈山（Okuyama）等人编制，专门用于研究癌症患者的疲乏症状。量表包括 15 个条目，分为 3 个维度，分别是躯体疲乏维度、认知疲乏维度、情感疲乏维度。该量表采用 Likert 5 级评分（1=完全没有，5=非常多），得分越高，则癌因性疲乏越严重。该量表中文版符合心理学测量要求，具有较高的信效度。

2. 简易疲乏量表

简易疲乏量表由曼朵扎（Mendoza）等人研发，共包括 9 个条目，采用 0—10 评分法，0 表示无疲乏，10 分表示最疲乏。各条目得分为 0 分、1—3 分、4—6 分、7—10 分，分别代表无、轻度、中度、重度疲乏。此量表简单、易于理解，经过验证具有良好的信效度。

3. 中文版皮佩疲乏修正量表

中文版皮佩疲乏修正量表也属于多维度量表（见专栏 1-2），主要测试患者当前的癌因性疲乏程度，共分为 4 个维度，包括 2 个问题和 22 个条目。4 个维度分别是认知疲乏、躯体疲乏、行为疲乏、情感疲乏。各个条目的得分范围为 0-10 分，分数越低，则表示患者的疲乏程度低，越高则表示患者的疲乏程度越严重。分数代表各个等级，0 分为没有疲乏，1—3 分为轻微疲乏，4—6 分为中度疲乏，7—10 分为重度疲乏。

专栏 1-2　测一测你的疲乏（中文版皮佩疲乏修正量表）

请根据您的实际情况，给下列描述选择合适的数字（0-10），数字越大表示程度越大

□ 1. 您现在感到疲乏吗？

有　没有（无需回答以下问题）

□ 2. 您现在所感到的疲乏维持多久了？（只填写以下一个）

分钟　小时　星期　月　其他（请注明）

□ 3. 您现在感到的疲乏，为您带来多大程度的忧虑？

□ 4. 您现在感到的疲乏，有没有妨碍您完成工作或学习活动的能力？影响有多大？

□ 5. 您现在感到的疲乏，有没有妨碍您探望朋友或与朋友的社交活动？影响有多大？

□ 6. 您现在感到的疲乏，有没有妨碍您的性生活或者日常生活？

有（请回答第7题）没有（请回答第8题）　不适用（请回答第8题）

□ 7. 若您回答"有"，则影响有多大？

□ 8. 若您回答"没有"，您现在感到的疲乏，有没有妨碍您做自己喜欢的事？影响有多大？

□ 9. 您如何形容您现在感到的疲乏？您疲乏的密度和严重性到达什么程度？

□ 10. 您如何形容您现在感到的疲乏？您所感到的疲乏有多大的程度？

□ 10.1 令自己愉快的——令自己不愉快的

□ 10.2 并不惹自己讨厌的——惹自己讨厌的

□ 10.3 没有破坏性的——有破坏性的

□ 10.4 正面的——负面的

□ 10.5 正常的——异常的

□ 11. 以下词汇您感觉到有多大程度与您自身目前状态相符？

□ 11.1 身体强壮——身体虚弱

□ 11.2 清醒——有睡意

□ 11.3 有冲劲——懒洋洋

□ 11.4 有精神——疲倦

□ 11.5 有活力——无活力

□ 11.6 有耐心——不耐烦

□ 11.7 轻松——紧张

□ 11.8 开心——抑郁

□ 11.9 能够集中精神——难以集中精神

□ 11.10 记忆力良好——记忆力很差

□ 11.11 能够清晰的思考——不能清晰的思考

三、风险因素

影响癌因性疲乏的风险因素较多，可分为临床治疗因素与非临床治疗因素两类，临床治疗因素主要包括治疗手段、癌症类型、癌症分期、患者心理状态、癌症相关症状等；而非临床治疗因素也同样重要，如癌症患者的经济状况、年龄、性别等因素。

1. 临床治疗因素

（1）化疗

化疗是癌症治疗最为常见的治疗方式，对于控制癌细胞扩散以及延长患者的生命有明显的效果。但一些研究表明，癌症患者在接受化疗时容易出现癌因性疲乏现象，概率高达82%—96%。化疗药物的一些常见副作用如骨髓抑制、食欲不振、恶心、呕

吐等都可能促进癌因性疲乏的产生及加重，部分症状也会使患者的进食出现困难，产生能量摄入满足不了日常生活所需的现象，从而造成癌因性疲乏。与此同时，化疗所引起的血红蛋白降低、白细胞减少，及放射性治疗导致的细胞损伤和免疫功能下降均与癌因性疲乏的产生有关。而化疗周期的增加及随着化疗周期的增加患者接受的药剂量增加也会使癌因性疲乏加重，各种化疗药物副作用的累计增加也使患者疲劳程度增强。

（2）手术及生物治疗手段

手术作为癌症患者治疗的重要手段之一，也被证实是引起患者癌因性疲乏的重要因素。有研究者在其研究中发现，手术后，乳腺癌患者出现癌因性疲劳的概率较高；而一些在临床上应用的生物抑制剂如干扰素、单克隆抗体等也都被证实会加重患者的癌因性疲乏。

（3）肿瘤分期

肿瘤分期也是影响癌因性疲劳的重要因素。有研究发现Ⅳ期癌症患者的癌因性疲乏得分明显高于Ⅱ期和Ⅲ期患者，Ⅳ期患者大多病情较为严重，很多时候已经出现癌症向其他器官转移的现象，患者在临床上的一些症状如咳嗽、疼痛、活动后气短、食欲差等也比Ⅱ期与Ⅲ期患者更为严重，因此他们的疲乏感也会更严重，主要表现为虚弱、懒怠、疲倦、有困意等躯体疲乏感。

（4）癌症伴随症状

癌症伴随症状与癌因性疲乏息息相关。一些常见的癌症伴随症状包括咳嗽、恶心、呕吐、失眠、便秘、食欲减退等。恶心呕吐、食欲减退均会导致营养摄入不足，不能有效地满足机体的需要，因而产生疲乏感；而咳嗽、疼痛、气短等症状会影响患者休息及睡眠，从而使得产生疲乏的几率增大；而之前的研究曾发现，睡眠障碍与疲乏程度也呈现显著正相关，当患者发生睡眠障碍时更容易产生疲乏感。

（5）心理状态

精神和心理状态也是影响癌因性疲乏的一个重要因素，精神状态不好，情绪紊乱、悲伤、愤怒、沮丧、害怕、担忧等负面情绪反应都会促使癌症患者疲乏的产生及加重。前人研究发现，不同程度焦虑、抑郁的癌症患者的癌因性疲乏有所不同，焦虑或抑郁程度越高的患者，其疲乏程度会越高。

2. 非临床治疗因素

（1）患者经济状况

患者经济状况与癌因性疲乏的产生关系密切，经济状况的好坏关系着患者的后续治疗。对于家庭条件较好的患者来说，疾病治疗所带来的经济负担较小，他们可以选择多种治疗方式，在治疗过程中能够获得足够的营养，并且可以寻求其他的手段来减轻身体的各种不良反应；而对于经济条件较差的患者来说，因为疾病治疗而带来的巨大经济负担可能会使他们感到巨大的心理压力，这也会增加癌因性疲乏发生的概率。

（2）性别

以往研究发现，在接受化疗后，女性患者的疲乏程度要显著高于男性患者，部分学者认为这可能是因为女性患者中抑郁情绪比例较高，睡眠质量差，从而使得疲乏感加重；另一部分学者认为心理负担也是其中的原因之一，女性患者心理负担较重，对自我形象的变化敏感性高，且女性患者受到的家庭及社会要求程度高，在同样程度的支持下女性患者的满意度低于男性，这些因素也可能导致女性患者的疲劳感加重。

（3）年龄

年龄是癌因性疲乏的一项重要影响因素，随着年龄的增长，患者的各项身体机能呈现逐渐衰退趋势，活动能力往往出现下降，身患癌症或接受抗癌治疗时，身体状况会变得更差，因此更容易出现疲乏感。

四、干预方法

癌因性疲乏的干预措施分为药物性干预和非药物性干预两种。药物性干预是在排除其他可能导致癌因性疲乏的情况下（贫血、癌痛等），使用中枢兴奋剂等药物进行治疗，在中后期的患者也可考虑使用皮质类固醇如强的松或地塞米松等；非药物性干预主要包括体力活动、按摩治疗、心理社会干预、营养辅导、认知行为治疗，其他一些可以帮助患者分散注意力的活动（如游戏、音乐、社交活动等）都有助于缓解癌因性疲乏。以下是三种常见的癌因性疲劳干预方法。

（1）渐进性肌肉放松疗法

渐进性肌肉放松是一种放松疗法，目的是诱导人体进入松弛状态，以降低运动系统的功能，降低应激水平，减轻负性情绪、改善患者的生理功能，提高生活质量。它主要是通过有意识地按照一定的顺序逐步收紧和放松全身的各个部分的肌肉，使个体体验到紧张和放松的感觉，从而能更好地了解如何松弛自己肌肉。放松训练简单易行、无副作用、也不需要专门的仪器，可以随时随地进行。渐进性肌肉放松疗法在具体操作时要求个体首先收紧某一部位的肌肉，如握紧拳头，接着放松，学会体验肌肉紧张和松弛在感觉上的差别，有意识地去感觉身体的松紧、轻重、冷暖的程度，然后逐步地加深紧张与松弛的程度，直到能够自如地放松全身的肌肉。

目前，渐进性肌肉放松技术已经成为了一种独立的训练模式，它简单方便，患者在家里也能够自由使用，所以这种方法的应用也越来越普遍。研究表明，此方法在降低患者的应激状态、改善躯体状况、改善情绪、提高生活质量和改善自我效能方面有显著的效果。研究发现渐进性肌肉放松训练能够有效地缓解化疗药物引起的各种身体症状。

（2）正念冥想

正念冥想是基于正念理论下的一系列冥想方法的使用，又被称为开放冥想或者监控冥想。它强调以一种接纳的、开放的、不作任何评判的态度去看待在正念冥想过程中所出现的一切想法和感受。在冥想时，患者需要关注自己的呼吸，注意周围环境与事物的变化，但并不对这种变化做出任何反应。正念冥想作为一种心理疗法，其认知与行为不断转化和发展，通过长时间放松训练，有助于患者慢慢变成习惯，从而产生持续性的影响。

正念冥想被认为是通过将注意力重新聚焦于当下和此时此地，提高对外在环境和内在感觉的感知来运作，它使得癌症患者的大脑和全身的肌肉得到放松，也可以使患者从过度警觉中镇静下来。由于正念冥想训练具有经济、健康、训练方式简单等特点，近年来受到了患者们的喜爱。以正念冥想为基础的正念减压疗法已被国内外学者广泛应用于缓解压力、情绪管理以及疾病的康复方面，并取得一定的效果。同时，国内有学者采用冥想训练对鼻咽癌患者进行干预，结果显示干预对患者的癌因性疲乏水平有积极的效果，且对患者的躯体、认知及情感体验都起到了正向作用。

（3）自我管理

英国癌症经验协作组织在2007年将自我管理定义为癌症患者主动采用使其生活质量最优化的方法。自我管理是一种健康的行为方式，主要是指通过患者的行为来监控和管理自身疾病的症状，减少疾病对自身社会功能、情感和人际关系的影响，从而能持续地治疗困扰自身的疾病，促进自身的健康状况。自我管理是患者通过在药物使用、情绪调整和角色转换中积极参与，以更好地治愈自身疾病，从而达到尽快恢复自身健康的过程。

美国加州大学在前人研究的基础上归纳总结了患者进行自我管理模式的任务，主要分为3个方面，具体包括：情绪管理，患者在病期和治疗过程中总是存在负性情绪，情绪管理主要目的是教会患者能够应对和处理疾病所带来的各种负性情绪；角色管理，患者在病期存在多重身份，家庭成员、病人、工作者等，角色管理主要指帮助患者在家庭、工作和朋友中保持新的角色，继续进行正常的生活；疾病管理，是患者自我管理中的重要部分，主要指患者管理自身疾病的能力，如服药、改变饮食、锻炼、自我监测等。自我管理对癌因性疲乏的缓解有重要作用，曾有学者通过对围术期消化系统恶性肿瘤病人采用系统的自我管理措施，有效降低了患者的癌因性疲乏水平。

第四节　睡眠障碍

癌症患者可能会由于各种因素影响睡眠质量，比如癌症带来的沉重打击、躯体症状、伴随症状产生的困扰以及接受多种复杂的治疗（如手术、化疗、放疗等）等，情况严重时还会发生睡眠障碍。睡眠障碍一般被定义为一种睡眠时间和质量不能得到满足并且影响白天社会功能的主观体验。患有睡眠障碍的人会产生疲乏、头昏、精神不振、全身乏力等问题，严重影响患者的社会功能。睡眠障碍的主要类型有失眠症、嗜睡症、发作性睡病、呼吸相关的睡眠障碍、睡眠—觉醒昼夜节律紊乱、梦魇症，以及药物或物质依赖所导致的睡眠障碍。

一、发病率

睡眠障碍作为常见癌症相关症状的一种，其发生率仅次于癌因性疲乏，居肿瘤相关症状发病率的第二位。由于癌症患者睡眠障碍定义以及评估方法的多样性，癌症相关睡眠障碍的患病率从19%到63%不等。在一项针对接受姑息治疗患者的调查显示，大约有72%的患者经历过睡眠障碍，其中包括早醒（72%）和难以保持清醒状态（63%）以及入睡困难（40%）等几种；而另有一项对癌症患者的研究表示，大概62%的癌症患者存在中度和重度的睡眠障碍。不同癌症患者其睡眠障碍的发病率也略有不同，在乳腺癌患者中，超过 50% 的患者报告了睡眠问题，约 20% 的乳腺癌患者声称自己患有超过 6 个月的慢性失眠，癌症治疗前大概有 61% 的患者报告存在睡眠障碍，治疗后睡眠障碍的发生率更高，可高达 76%；此种现象也存在于鼻咽癌患者中，研究发现，放疗后鼻咽癌患者睡眠障碍的发生率明显高于放疗前。也有研究发现，无论是哪种癌症类型，约 45% 接受手术治疗的患者，39% 接受放射治疗的患者和近 35% 接受化疗治疗的患者都存在着明显的癌症相关睡眠障碍。综上所述，癌症患者在抗癌治疗前期、治疗中期及治疗结束后均存在不同程度的睡眠障碍，癌症患者睡眠障碍的发生率也明显高于其他人群，所以对于癌症患者的睡眠障碍要更加重视。

二、风险因素

睡眠障碍将会给个体的全身系统带来严重的问题，包括免疫系统、心血管系统、内分泌系统以及神经系统，进而影响患者的生理健康、心理健康、临床结局及其生活质量。故厘清睡眠障碍产生的原因对于后期治疗是非常重要的，癌症患者睡眠障碍的风险因素有以下几种：

（1）手术治疗

手术治疗是乳腺癌患者睡眠质量下降的一个重要因素，这可能是因为癌症患者接受手术治疗后，身体内部组织有明显的损伤和破坏，由此导致个体心理上也承受较大压力，而这些又会激活个体的先天性免疫反应，从而影响体内炎症水平、调节神经内分泌系统，最终影响患者的睡眠质量。

（2）心理障碍

心理障碍被认为是影响癌症患者睡眠障碍的重要因素，有学者研究发现不管是在激素治疗期间，还是在接受化疗的癌症患者群体中，患者的失眠均与较为严重的焦虑存在联系，焦虑—失眠的关系可能是生物功能紊乱造成的，焦虑或对癌症的担忧会导致个体的皮质醇水平升高，从而引起睡眠障碍。

（3）疼痛

癌症患者的疼痛发生率很高，且疼痛在癌症患者身上会持续很长一段时间，甚至在治疗后还存在。研究表明，疼痛也与患者的睡眠障碍有关。睡眠障碍会降低患者的疼痛阈值，同时，疼痛也会增加患者睡眠障碍的发生率。所以在临床上，治疗癌症患者的睡眠障碍时，必须要考虑患者的癌症相关疼痛的改善。

（4）治疗阶段和癌症类型

治疗的类型及患者所处的治疗阶段对于癌症患者的睡眠障碍来说同样重要。研究表明，接受化疗和放疗的癌症患者，其失眠的发作率较高；前人的一项纵向研究发现，在接受放疗治疗后几个月，将近50%的癌症患者在失眠方面存在问题，接受化疗治疗与失眠的相关性很高，在化疗开始时就患有睡眠障碍的患者在整个化疗过程中失眠问题会持续恶化。所以临床医生在对患者实施治疗方案时，要充分考虑到各种治疗方案所伴随的其他影响，选择最为合适的治疗方案，以求将副作用降至最低。

三、诊断标准

癌症患者的睡眠障碍是指在癌症患者身上发生的睡眠紊乱，是继发性睡眠障碍的一种。研究表明，睡眠问题在一些癌症患者中可转为慢性失眠，并且在抗肿瘤治疗后很长一段时间持续存在。目前临床上失眠的常见形式有：①睡眠潜伏期延长，入睡时间超过30分钟；②睡眠维持障碍，夜间觉醒次数最少两次或者凌晨早醒；③睡眠质量下降，睡眠浅、多梦；④总睡眠时间缩短，通常小于六个小时；⑤日间残留效应，即次日早晨感到头昏、乏力、嗜睡、精神不振等。

专栏1-3 测一测你的睡眠情况

请根据您的实际情况，在下列描述中选择合适的选项：

□ 1. 主诉对睡眠数量或质量的不满，伴有下列一个（或更多）相关症状：

□ 1.1 入睡困难（儿童可表现为在没有照顾者的干预下入睡困难）；

□ 1.2 维持睡眠困难，特征表现为频繁的觉醒或醒后再入睡困难；

□ 1.3 早醒，且不能再入睡；

□ 2. 睡眠紊乱引起的痛苦，或导致社交、职业、教育、学业或其他重要功能的损害；

□ 3. 每周至少出现3晚睡眠困难；

□ 4. 至少三个月出现睡眠困难；

□ 5. 尽管有充足的睡眠机会，仍会出现睡眠困难；

□ 6. 失眠不能更好地用另一种睡眠—觉醒障碍来解释，也不仅仅出现在另一种睡眠觉醒障碍的病程中；

□ 7. 失眠不能归因于某种物质的生理效应；

□ 8. 共存的精神障碍和躯体情况不能充分解释主诉的失眠。

多种不同的量表被研究者用于评估癌症患者的睡眠障碍及其严重程度。如匹兹堡睡眠质量指数量表（Pittsburgh Sleep Quality Index, PSQI），它是国内外应用最广泛的睡眠问卷调查表，用于测量个体最近一个月的主观睡眠质量，由9个自评和5个他评条目组成，7个测量维度分别包括患者主观的睡眠质量、入睡时间、睡眠时间、睡眠效率、睡眠障碍、睡眠药物的使用和日间功能障碍。每个条目按0—3计分，分数越高，睡眠质量越差。按照中国的常模标准大于7分为睡眠质量较差。

由于自测量表具有较大主观性，所以一些客观睡眠测量方法如多导睡眠图、睡眠活动记录仪也在临床上被广泛使用，可以用来很好地监测患者的睡眠状况。多导睡眠图是检测特定睡眠和清醒状态的黄金工具，它主要包括神经和神经肌肉的测量与心脏和呼吸功能的评估。睡眠活动记录仪是一种有效且可靠的测量工具，其通常像手表一样被佩戴在手腕上，主要功能是在一段时间内监测和收集睡眠动作，然后据此计算患者的睡眠参数并且据此绘制患者的每日睡眠—觉醒周期图。目前临床上将这些仪器与主观量表结合起来，一起衡量患者的睡眠质量。

四、干预方法

睡眠障碍常常会导致躯体不适、体力不支、免疫功能下降，同时，一般睡眠障碍还可能会伴随烦躁和注意力不集中，从而影响患者治疗的依从性以及支持性护理措施的效果，所以针对癌症患者睡眠障碍的治疗应该值得重视。

1. 药物治疗

药物治疗在癌症患者睡眠障碍中是很常见的治疗方法。一项调查研究发现，50%的癌症患者至少使用过一次精神类药品，其中44%的处方用药目的是促进患者睡眠。药物治疗的前提要明确引起睡眠障碍的原因，如恶心、呕吐、疼痛及心理障碍，可以针对性给予止吐、镇痛及抗焦虑抑郁药物治疗。如果这些症状缓解后，睡眠障碍得到改善或消除，此后可考虑使用镇静催眠药。目前临床上用于治疗癌症患者失眠最常用的药物有催眠药、苯二氮类药物、苯二氮受体激动剂、褪黑素、受体激动剂等。对于癌症患者来说，催眠药是最常使用的处方药物，而苯二氮类药物可以提高睡眠效率，减少觉醒，并增加Ⅱ期睡眠，因而也普遍被使用。因此，在临床实际工作中，医师应根据患者失眠的具体情况给予个性化的治疗方案。

2. 认知行为疗法

认知行为疗法（Cognitive Behavior Therapy，CBT）是心理治疗中经常用到的治疗方法，它对于治疗睡眠障碍的效果也已被证实。在针对癌症患者人群的研究中发现，认知行为疗法不仅可以有效改善患者的睡眠质量，而且可以极大缓解患者的心理压力，提高患者的生活质量。美国医学科学院睡眠指南推荐将认知行为疗法用于治疗患有失眠症的人群。

认知行为疗法包括多个模块的干预内容，例如帮助患者学习应对失眠的技巧和方法、睡眠卫生、刺激控制、放松训练等，以减轻失眠的严重程度。国外有研究者对乳腺癌患者进行了随机对照组试验，采用认知行为干预的方法，观测癌症患者的主客观睡眠情况、心理功能、生活质量及免疫反应能力，研究发现干预后患者的睡眠效率、焦虑、情绪、生活质量和安眠药物使用等各项指标均有很大的改善。也有研究者对癌症术后接受化疗的患者的睡眠状况采用此方法进行干预，结果发现，认知行为疗法可以改善乳腺癌术后化疗患者的睡眠质量，能有效提高患者的生存质量。当前采用认知行为疗法来改善癌症患者睡眠障碍的方法已经趋于成熟，为临床医务人员在治疗癌症患者睡眠障碍时提供了可循的依据。

3. 正念减压疗法

正念减压疗法（Mindfulness–Based Stress Reduction, MBSR）以正念为基础，源自于传统佛教，是一种包含心理治疗、运动要素的系统性训练方法。MBSR 综合了各种以正念为依据的治疗方法。注意当下和不做评判是其治疗理念的两大要点，通过培养个体关注当下感受、自我认同和不做评判的认知等，促进改变与压力的关系，从以结果为导向的方法（即减少睡眠干扰的措施）转变为以过程为导向的方法（即观察此时的睡眠受到干扰），提高个体适应性并帮助其实现心理转变，最终促进与睡眠有关的唤醒情绪消退，使正常的睡眠模式重新出现。

经典的 MBSR 干预方案为连续 8 周的团体训练课程，每周一次小组集中会议 1.5—2.5小时，主要进行一系列心理治疗、运动疗法培训、练习和交流讨论，以及每周至少5次、每次 30—45 分钟的家庭练习，通过课堂培训和家庭日常练习来磨练技能，在课程快结束时，通常会举行一个扩展课程（也被称为静修课），以便进行更多练习和技能整合。

MBSR 的核心内容是密集的正念训练（包括身体扫描、站立、坐姿和行走冥想，温和的瑜伽以及静修等），包括：①身体扫描：指导参与者闭上双眼，选择平躺或坐位均可，有意识地进行深入且缓慢的呼吸，与此同时从脚跟逐渐到头部进行扫描，将注意力集中并感知扫描至身体每个部位时的感受；②正念饮食：最初使用葡萄干练习，后来范围更广泛，首先注意为患者发放食物，请他们用所有的感官感知食物的香味，体会其触感及香甜味道，享受从拿到食物这一刻起，直到食物放入口中并咀嚼进食的感觉；③正念呼吸和冥想：引导患者通过缓慢的深呼吸而慢慢全身放松，通过有意识和不加判断性的感知体会呼吸过程中腹部的起伏变化，觉察自身身体产生的各种想法与感觉，以及它们的变化，与此同时关注呼吸意识；④正念瑜伽：引导患者进行放松肌肉的舒缓动作，缓慢地将呼吸与动作协调一致，逐渐关注在练习时产生的想法，强调体会此刻躯体伸展和放松等一系列的感觉；⑤三分钟呼吸空间；首先进入觉察，觉察此刻的感觉、接受身体和情绪的不适，聚焦注意力到呼吸的生理感觉上，然后将觉察的范围从呼吸扩展开去，将任何的不适和紧张通过每一次轻柔的、开放的呼吸来消融。

在实际的操作过程中，工作人员需经过培训，熟悉每一步的流程，确保干预能够正常进行，并且在必要时要求患者记录每日练习情况，督促患者进行练习。

第五节　心境障碍

近年研究表明，心境障碍和恶性肿瘤之间存在着密切的关系，与普通人群相比，心境障碍患者恶性肿瘤的发病率明显增高，而反过来恶性肿瘤患者罹患心境障碍的风险也较高。例如，国内近些年相关研究显示，恶性肿瘤患者的抑郁症发病率在50%以上。心境障碍与恶性肿瘤共病现状普遍存在，两者之间又相互影响，使患者遭受身心两方面的痛苦，这可能会延长疾病的病程、增加治疗的难度和时间，并且需要花费更多的治疗费用。因此，早期识别、及时治疗肿瘤伴发的心境障碍，对提高癌症患者治疗效果、改善生存质量有重要意义。

心境障碍又称情感性精神障碍，指的是由各种原因引起的以显著而持久的心境或情感改变为主要临床特征的一组疾病。临床表现为情感显著而持续地产生高涨或低落，有时伴有相应的思维及行为改变。病情较轻者可看作对某种负性生活事件出现的反应，病情较重者可能发展成为复发性甚至慢性心境障碍。在抑郁发作期或者躁狂发作期，患者可分别表现出情绪的低落或者持续性高涨，并伴随心理状态、认知功能以及躯体症状方面的改变。

心境障碍可分为抑郁障碍（Major Depressive Disorder, MDD）与双相障碍（Bipolar Affective Disorder, BD）两个疾病亚型。其中，抑郁障碍以情绪或心境低落为主要表现，同时伴有不同程度的认知和行为改变，可伴有幻觉、妄想等精神病性症状。而双相情感障碍的临床表现以既有躁狂或轻躁狂发作、又有抑郁发作为主要特点。

一、抑郁障碍

世界卫生组织在 2014 年将抑郁障碍的特征定义为抑郁情绪、兴趣丧失、自责或无用感、食欲不振或睡眠紊乱、疲劳以及注意力不集中等，在 2017 年将抑郁障碍的特征定义为悲伤、失去兴趣或快乐、内疚感或自我价值感低、睡眠或食欲紊乱、疲倦感和注意力不集中。抑郁障碍可以是长期的，也可以是反复发作的，它不仅严重损害个人的工作能力、学习能力或处理日常生活的能力，最严重的情况下甚至导致个体自杀。

抑郁障碍包括两个主要子类：①重度抑郁症/抑郁性发作：表现为情绪低落、兴趣和享乐丧失、精力减退等症状；根据症状的数量和严重程度，抑郁发作可分为轻度、中度和重度；②心境恶劣：一种持续或慢性的轻度抑郁，症状与抑郁发作相似，但往往不那么强烈，持续时间更长。

1. 发病率

据世界卫生组织的报告，从 2005 年至 2015 年，抑郁障碍患者的总人数增加了 18.4%，至 2015 年全球有约 3.22 亿人患有抑郁症。抑郁障碍也可以导致个体在心理社会功能和生理健康方面的损失。这些损失可以在人口水平上量化，世界卫生组织、世界银行和哈佛大学联合进行的"全球疾病负担"研究制定了一套全新的用于评估"疾病负担"的方法。该方法将这些疾病的流行率乘以与之相关的平均残疾水平，从而估算出伤残寿命年（Years Lived with Disability, YLD）。伤残寿命年（YLD）可以添加到损失生命年数（Years of Life Lost, YLL）中，以计算伤残调整生命年（Disability-Adjusted Life Years, DALYs）。DALYs 目前已经成为评估全球疾病负担（Global Burden of Disease, GBD）的关键指标之一。如表 1-1 所示，2015 年抑郁症导致全球共有超过 5000 万年的 YLD。有 80% 以上的非致命疾病负担发生在低收入和中等收入国家。世界卫生组织调查发现各区域的死亡率各不相同，从西太平洋区域每 10 万人口 640YLD，到欧洲区域中低收入国家的 850 以上 YLD。在全球范围内，抑郁症已成为造成人类非致命性健康损失的最大因素（占所有 YLD 的 7.5%）。

表 1-1 全球抑郁症导致的伤残寿命年分布

地区	总 YLD（千）	YLD（每 100000）	占总 YLD 的百分比（%）
非洲地区	7229	731	7.9
东地中海地区	4049	685	6.9
欧洲地区	3517	859	8.1
美洲地区	5106	844	9.3
东南亚地区	13,967	724	7
西太平洋地区	10,525	640	7.2

资料来源：世界卫生组织全球健康估计（http：//www.who.int/healthinfo/global_burden_disease）

在我国，超过 5400 万人被诊断为抑郁症，占总人口的 4.2%。在老年、中学生和更年期妇女群体中，抑郁症的发生率分别为 20.8%、42.3% 和 46.1%。抑郁症在女性（5.1%）中的发病率高于男性（3.6%），且患病率因年龄而异，在老年期达到高峰（55—74 岁的女性患病率超过 7.5%，男性超过 5.5%）。值得注意的是，抑郁症也会发生在 15 岁以下的儿童和青少年群体中，但总体患病率低于高年龄群体。

因特殊的身体健康状况，癌症患者相较于健康人群更容易产生抑郁，有学者甚至认为高达 90% 的癌症患者都长期遭受抑郁症的折磨。患者承受的巨大心理压力，可能会导致神经系统功能紊乱，进而使患者更易产生抑郁症状。较为严重的抑郁症状可能会抑制患者的机体免疫功能，增加疼痛敏感性，加重不良反应，降低生活质量，甚至增加恶性肿瘤发生、发展、复发、转移的风险，最终使患者的长期生存期缩短。甚至有研究发现，导致部分癌症患者死亡的直接原因可能不是癌症，而是抑郁症。研究报告显示，抑郁症在头颈部肿瘤患者中发生比例最高（22% — 57%），其次为胰腺癌（33%—50%）及乳腺癌（1.5%— 46%），而妇科肿瘤发病率则较低（12% — 23%）。

另外，由于癌症病种的多样性以及不良预后，癌症患者在接受长期的治疗过程中均要面临一系列由于自身情绪、心理状况及社会机能等方面引起的多重挑战。2018 年美国国立综合癌症网络提出的《癌症痛苦管理指南》强调，抑郁已成为癌症患者最常见的精神障碍性疾病，该指南也将抑郁归为心理痛苦（distress）。抑郁不仅严重影响癌症患者应对疾病的能力，而且可能加重癌症的进展。因此，积极筛查发现癌症患者的抑郁状况，分析发病因素，有助于医护人员在肿瘤临床工作中及早对可能存在抑郁的癌症患者进行针对性的心理干预，避免或减轻其身心健康进一步受损害，提高患者的生活质量、延长生存时间。

2. 风险因素

一项对妇科恶性肿瘤患者的国内研究发现，焦虑是中至重度抑郁的独立影响因素。研究表明，所有的恶性肿瘤患者在疾病的诊断、治疗过程中及治疗后均存在不同程度的抑郁和焦虑情绪，而且抑郁的患者同时多伴有焦虑，相当一部分患者同时罹患两种情绪障碍。国外研究显示血红蛋白水平与医院焦虑抑郁量表评定的抑郁之间有相关，且抑郁与血红蛋白之间呈剂量相关性，表明抑郁可能与低血红蛋白水平密切相关。已有报道认为，乏力是抑郁的重要症状之一，而贫血又有很大的可能会引发肿瘤相关性乏力，肿瘤相关性乏力作为癌症并发症普遍存在，且有反复发作的特点。

3. 诊断标准

由于抑郁症患者在综合医院中就诊率高，且患者常以躯体化症状为主诉，这可能降低医生对抑郁的识别率，导致抑郁症患者得到有效治疗的比例不足40%，所以对抑郁症状以及抑郁症进行精准及时的诊断非常重要。

目前在临床上对于抑郁障碍的诊断需要收集患者的资料，一般有两种方法：第一种方法是组织临床会谈，通过询问病史，包括发病年龄、有无心理社会因素（尤其是一些创伤性生活事件。需要注意的是，一些人在发生所谓的生活事件时已具有一些症状）、是否有躯体疾病、既往发作的临床表现、发作的频率、既往治疗方法、疗效以及家族史等，然后依据诊断标准进行诊断。第二种方法是应用量表，关于抑郁障碍的量表较多，从其功能可分为症状评定量表和诊断量表。前者只能用于评估某些抑郁症状是否存在及其严重程度，多用于疗效评定，不具有诊断功能，不能作为诊断依据［如抑郁自评量表、贝克（Beck）抑郁自评量表］。后者是根据抑郁症的诊断标准编制的，依据诊断标准而进行的诊断过程及资料收集标准化，例如世界卫生组织编制的《复合性国际诊断交谈检查》，其依据的诊断标准为第十版国际疾病分类（International Classification of Diseases, ICD-10）系统。当前国际上常用的一些筛查问卷因设计侧重点的不同，可能导致其在使用过程中存在某些方面的限制。有研究发现，在 2010—2015 年，最常用的抑郁测评量表是抑郁自评量表，其后依次是汉密尔顿（Hamilton）抑郁量表、症状自评量表、医院焦虑抑郁量表、贝克抑郁量表、流调中心用抑郁量表、老年抑郁量表、爱丁堡（Edinburgh）产后抑郁量表、儿童抑郁障碍自评量表、儿童抑郁量表、患者健康问卷抑郁量表等，这些常用的量表多数是从英语国家引进的。

抑郁自评量表（Self-rating Depression Scale, SDS）是目前应用最广泛的抑郁自评量表，原型是宗（Zung）编制的抑郁量表。该量表于 20 世纪 80 年代初引入我国，并且建立了我国的正常人常模，目前被广泛应用于临床疗效评定、心理卫生调查等领域。该量表共包含有 20 个条目，采用 Likert 4 级评分。其最大的特点是使用简便，并能直观反映抑郁症患者的主观感受及其在治疗中的变化。主要适用于具有抑郁症状的成年人，也包括门诊及住院患者。

斯皮策（Spitzer）于 1999 年根据《精神疾病的诊断和统计手册第四版》中的抑郁症诊断标准编制了一个用于初级保健的自评问卷，即患者健康问卷（Patient Health Questionnaire-9，PHQ-9）。该量表根据《精神疾病的诊断和统计手册第四版》中关于抑郁障碍的 9 项核心症状来制定，因其简短、易于操作、便于评分，很快被广泛用于科学研究及临床实践。2007 年，我国开始有以 PHQ-9 作为抑郁筛查工具的研究报告，该量表在国内的老年患者、综合医院门诊患者中均有较高的信效度。该量表由 9 个条目组成，用来了解患者在过去两个星期，有多少时间受到抑郁相关症状（例如情绪低落、兴趣减退等）的困扰。每个条目采用 Likert 4 点评分，包括 0 = 完全不会；1 = 几天；2 = 一半以上的日子；3 = 几乎每天。量表总分为 27 分，分值 5、10、15、20 分别为"无抑郁""轻度""中度""重度"的标准。总体而言，PHQ-9 是一个简便有效的抑郁自评工具，具有良好的效度和信度，可用于综合医院中对抑郁障碍的初筛以及抑郁严重程度的评估。

汉密尔顿抑郁量表（Hamilton Depression Scale, HAMD，见专栏 1-4），也是精神科应用较为广泛的抑郁量表之一，被普遍用于抑郁状况以及严重程度的评估。该量表共 24 个条目，总分 <8 分表示无抑郁，8 — 20 分表明可能有抑郁症，21 — 35 分可确诊抑郁症，总分在 35 分以上则为严重抑郁症。该量表的信效度良好，且临床应用频率较高。

专栏1-4 测一测你的抑郁状况（汉密尔顿抑郁量表）

请根据您的实际情况，从下列描述中选择合适的描述，这些描述从上到下的分值依次为0到4分：

□ 1. 抑郁情绪

0= 没有

1= 只在问到时才诉述

2= 在访谈中自发地表达

3= 不用言语也可以从表情、姿势、声音或欲哭中流露出这种情绪

4= 病人的自发言语和非语言表达（表情、动作）几乎完全表现为这种情绪

□ 2. 有罪感

0= 没有

1= 责备自己，感到自己已连累他人

2= 认为自己犯了罪，或反复思考以往的过失和错误

3= 认为目前的疾病是对自己错误的惩罚，或有罪恶妄想

4= 罪恶妄想伴有指责或威胁性幻觉

□ 3. 自杀

0= 没有

1= 觉得活着没有意义

2= 希望自己已经死去，或常想与死亡有关的事

3= 消极观念（自杀念头）

4= 有严重自杀行为

□ 4. 入睡困难（初段失眠）

0= 没有

1= 主诉入睡困难，上床半小时后仍不能入睡（要注意平时病人入睡的时间）

2= 主诉每晚均有入睡困难

□ 5. 睡眠不深（中段失眠）

0= 没有

1= 睡眠浅，多噩梦

2= 半夜（晚12点钟以后）曾醒来（不包括上厕所）

□ 6. 早醒（末段失眠）

0= 没有

1= 有早醒，比平时早醒1小时，但能重新入睡，应排除平时习惯

2= 早睡后无法重新入睡

□ 7. 工作和兴趣

0= 没有

1= 提问时才诉述

2= 自发地直接或间接表达对活动、工作或学习失去兴趣，如感到没精打采，犹豫不决，不能坚持或需强迫自己去工作或劳动

3= 活动时间减少或成效下降，住院患者每天参加病房劳动或娱乐不满3小时

4= 因目前的疾病而停止工作，住院者不参加任何活动或者没有他人帮助便不能完成病室日常事务（注意不能凡住院就打4分）

□ 8. 阻滞（指思维和言语缓慢，注意力难以集中，主动性减退）

0= 没有

1= 精神检查中发现轻度阻滞

2= 精神检查中发现明显阻滞

3= 精神检查进行困难

4= 完全不能回答问题（木僵）

□ 9. 激越

0= 没有

1= 检查时有些心神不定

2= 明显心神不定或小动作多

3= 不能静坐，检查中曾起立

4= 搓手、咬手指、头发、咬嘴唇

□ 10. 精神性焦虑

0= 没有

1= 问及时诉述

2= 自发地表达

3= 表情和言谈流露出明显忧虑

4= 明显惊恐

□ 11. 躯体性焦虑（指焦虑的生理症状，包括口干、腹胀、腹泻、打呃、腹绞痛、心悸、头痛、过度换气和叹气，以及尿频和出汗）

0= 没有

1= 轻度

2= 中度，有肯定的上述症状

3= 重度，上述症状严重，影响生活或需要处理

4= 严重影响生活和活动

请根据您的实际情况，从下列描述中选择合适的描述，这些描述从上到下的分值依次为 0 到 4 分：

☐ 12. 胃肠道症状

0= 没有

1= 食欲减退，但不需他人鼓励便自行进食

2= 进食需他人催促或请求，需要应用泻药或助消化药

☐ 13. 全身症状

0= 没有

1= 四肢，背部或颈部沉重感，背痛、头痛、肌肉疼、全身乏力或疲倦

2= 症状明显

☐ 14. 性症状（指性欲减退、月经紊乱等）

0= 没有

1= 轻度

2= 重度

3= 不能肯定，或该项对被评者不适合（不计入总分）

☐ 15. 疑病

0= 没有

1= 对身体过分关注

2= 反复考虑健康问题

3= 有疑病妄想

4= 伴幻觉的疑病妄想

☐ 16. 体重减轻

☐ 16.1 按病史评定

0= 没有

1= 患者诉说可能有体重减轻

2= 肯定体重减轻

☐ 16.2 按体重记录评定

0=1 周内体重减轻 0.5kg 以内

1=1 周内体重减轻超过 0.5kg

2=1 周内体重减轻超过 1kg

☐ 17. 自知力

0= 知道自己有无表现为忧郁

1= 知道自己有病，但归咎伙食太差、环境问题、工作过忙、病毒感染或需要休息

2= 完全否认有病

☐ 18. 日夜变化（如果症状在早晨或傍晚加重，先指出哪一种，然后按其变化打分）

0= 早晚情绪无区别

1= 早晨或傍晚轻度加重

2= 早晨或傍晚严重

☐ 19. 人格解体或现实解体（指非真实感或虚无妄想）

0= 没有

1= 问及时才诉述

2= 自发诉述

3= 有虚无妄想

4= 伴幻觉的虚无妄想

☐ 20. 偏执症状

0= 没有

1= 有猜疑

2= 有牵连观念

3= 有关系妄想或被害妄想

4= 伴有幻觉的关系妄想或被害妄想

☐ 21. 强迫症状（指强迫思维和强迫行为）

0= 没有

1= 问及时才诉述

2= 自发诉述

☐ 22. 能力减退感

0= 没有

1= 仅于提问时方引出主观体验

2= 病人主动表示有能力减退感

3= 需鼓励、指导和安慰才能完成病室日常事务或个人卫生

4= 穿衣、梳洗、进食、起床或个人卫生均需要他人协助

☐ 23. 绝望感

0= 没有

1= 有时怀疑"情况是否会好转"，但解释后能接受

2= 持续感到"没有希望"，但解释后能接受

3= 对未来感到灰心、悲观和绝望，解释后不能排除

4= 自动反复诉述"我的病不会好了"或诸如此类的情况

☐ 24. 自卑感

0= 没有

1= 仅在询问时诉述有自卑感不如他人

2= 自动诉述有自卑感

3= 病人主动诉说自己一无是处或低人一等（与评 2 分者只是程度的差别）

4= 自卑感达妄想的程度，例如"我是废物"或类似情况

注：该量表大部分条目采用 0—4 分的 5 级评分法（0：无；1：轻度；2：中度；3：重度；4：很重）；少数项目采用 0—2 分的 3 级评分法（0：无；1：可疑或轻微；2：有明显症状）

结果判定（总分）：

<8 分 正常　　8—20 分 可能有抑郁症　　21—35 分 可确诊抑郁症　　>35 分 严重抑郁症

由于癌症患者群体的特殊性，特别是对于老年晚期癌症患者，其抑郁状态更需要准确的评估工具。在临床上，目前比较常用的抑郁状态风险评估工具是老年抑郁量表（Geriatric Depression Scale, GDS）。GDS 量表共包含 17 项条目，总分在 0—6 分提示无抑郁，7—16 分提示轻度抑郁，17—23 分提示中度抑郁，总分 ≥ 24 分则提示为严重抑郁。该量表测量了包含情绪低落、活动减少、易激惹、退缩、对过去和现在的消极评价等症状，专门为老年人设计研发，也更适用于老年癌症患者。

此外，在临床上，也有医生通过心理痛苦筛查来筛查具有明显抑郁症状的癌症患者。心理痛苦温度计（Distress Thermometer, DT）是美国国立癌症综合网络（National Comprehensive Cancer Network, NCCN）推荐的癌症患者心理痛苦快速筛查工具。该量表由两部分组成，一部分为温度计状，患者可在 0—10 分之间选择最符合自身当前心理痛苦程度的等级；另一部分则由一个问题列表构成，包含了可能困扰患者、导致患者心理痛苦的 36 个问题，包含现实问题、家庭问题、情绪问题、精神问题、身体问题 5 个维度，量表分数高于 4 分则表示患者的心理困扰症状较为显著。心理痛苦温度计由于其形象生动、易于操作，目前已成为癌症患者抑郁状态常用评估量表。

重度抑郁障碍的诊断大体上与抑郁障碍的诊断使用同一套评估工具，目前主要依据的诊断标准包括由美国精神病协会发布的《精神疾病的诊断与统计手册（第 5 版）》（The Diagnostic and Statistical Manual of Mental Disorders, fifth edition; DSM-V）、由世界卫生组织发布的《疾病和有关健康问题的国际统计分类（第 11 版）》（International Classification of Diseases, eleventh edition; ICD-11）、我国发布的《中国精神障碍分类与诊断标准》第三版（Chinese Classification and Diagnostic Criteria of Mental Disorders, third edition; CCMD-3）。这三种诊断标准在抑郁障碍的诊断上基本一致。

4. 干预方法

当前对抑郁障碍的治疗包括两类治疗方法，一类是心理治疗，另一类是药物治疗。对于抑郁障碍的心理干预主要以认知行为疗法（Cognitive Behavior Therapy, CBT）、正念干预（Mindfulness-Based Intervention, MBI）和人际心理疗法（Inter-Personal Psychotherapy, IPT）为主。对于重度抑郁症患者，可联合使用认知心理治疗与抗抑郁药物。

20世纪60年代贝克提出的认知行为疗法（Cognitive Behavior Therapy, CBT），是一组通过改变不良认知，达到消除不良情绪和行为的短程心理治疗方法，并逐渐被广泛地应用到多种心理障碍的治疗当中。目前CBT治疗已被广泛证实对轻中度抑郁障碍具有较好疗效，且对于中度抑郁障碍的青少年和成年人来说，认知行为疗法相比抗抑郁药物是更为首选的治疗方法。而且，寻求治疗的病人更愿意接受心理治疗而非抗抑郁药物治疗。

正念干预疗法的概念起源于佛教，主要倡导唤醒自身内在的专注力，感知当下的心身状态和变化，且不加以主观评论。正念认知疗法（Mindfulness-based Cognitive Therapy, MBCT）将东方的正念技术与西方的认知行为疗法中的相关元素融合发展，是一种经济、安全、有效的干预方法，在心理治疗、医疗和发展性应用上成效显著。一项基于乳腺癌患者的研究表明，以正念认知疗法为核心的心理护理干预能够使患者的正念水平得到很大提高，进而有效缓解乳腺癌患者在化疗期间产生的焦虑、抑郁等不良情绪，提高患者的生存质量。

人际关系心理治疗（Inter-Personal Psychotherapy, IPT）是一种短程、限时且操作性强的心理治疗方法，主要通过改善抑郁症患者的人际关系和社会功能，从而阻断抑郁症状与人际问题间的恶性循环，最终达到缓解抑郁症状的目的。IPT通常将人际关系问题分为悲伤、人际冲突、角色转换、人际缺陷4个方面进行归类治疗。一般采用个体治疗，干预方式设置为1次/周，每次50分钟至1小时左右，分为初期、中期、后期3个阶段，为期12—16周。IPT用来治疗产后抑郁（Post-Partum Depression, PDD）的效果较好。也有研究指出，人际心理疗法相较于认知行为疗法更值得推荐，主要原因包括：在时间上，人际心理疗法干预时间较短、且效果显著；在作用机制上，人际心理疗法主要针对的是人际关系。

除了关注干预技术，重度抑郁障碍治疗的全程性、连贯性和完整性也至关重要。有学者提出了抑郁障碍的全程治疗理念，将抑郁障碍的治疗分为3期：急性期，约6—12周，决定患者合适剂量，目标是达到缓解而不仅仅是好转；巩固期，约4—9个月，此期采用有效的治疗剂量巩固疗效，目标是预防复发；维持期，视患者情况而异，约6

个月至 2 年，患者已进入痊愈阶段，剂量适当减少，目标是预防复发。坚持全程治疗有非常重要的意义，在全程治疗完成后停药仍须逐渐减量，部分抗抑郁药物的突然中断可能会导致患者出现"停药反应"，导致患者出现焦虑、头晕、头痛、心悸等不适症状。

二、双相障碍

双相障碍（Bipolar Disorder, BD）指临床上既有躁狂或轻躁狂发作，又有抑郁发作的一类心境障碍。典型的双相情感障碍由躁狂和抑郁发作组成，并且被正常情绪期分开。躁狂发作的症状包括情绪高涨和精力增加，及其导致的过度活动和睡眠需求减少。与其他精神疾病相比，双相障碍患者的自杀风险较高。与抑郁障碍相比，双相障碍的临床表现和病程更复杂，这也导致双相障碍的治疗更加困难、预后更差，且患者的自杀风险更大。

1. 发病率

双相障碍的患病率为 6%，但是在世界范围内对双相障碍的识别率和治疗率依然较低。我国的一项精神卫生调查研究结果显示，双相障碍的终身患病率为 0.6%，其中双相障碍Ⅰ型、双相障碍Ⅱ型及其他类型的终身患病率分别为 0.4%、<0.1% 和 0.1%。以往普遍认为双相障碍患病率约为 1.5%，然而随着双相障碍概念日益获得精神科医师的认可，除了传统意义上的双相障碍Ⅰ型和Ⅱ型外，也有学者将情绪不稳定和烦躁等症状也归入双相障碍，提出了"软双相障碍"和"阈下双相障碍"的概念。因此，也有部分学者认为双相障碍的患病率应在 6% 左右。软双相障碍是指目前症状为抑郁发作，且过去没有躁狂或轻躁狂发作，但具备某些特征的抑郁障碍，这些特征可以预测今后个体的躁狂或轻躁狂发作，也可以被认为是"抑郁"演变成双相障碍的过渡概念。在单相抑郁患者中，软双相障碍大约占 10.7%—28.4%。

尽管有关双相障碍（广义双相障碍）的内涵不断演变，学界对此所存在的争论却从未间断，但都认同双相障碍的患病率远高于既往判断，因为就诊患者中双相障碍的普遍存在已是不争的事实。美国的一项流行病学研究报告发现，双相障碍Ⅰ型、Ⅱ型和阈下双相障碍的终生患病率依次是 1.0%、1.1% 和 2.4%，12 个月患病率分别为 0.6%、0.8% 和 1.4%。另一项针对我国香港的流行病学研究报告发现，双相障碍Ⅰ型、Ⅱ型和软双相障碍的终生患病率依次是 2.2%、2.2% 和 10.7%，12 个月患病率分别为 1.4%、0.5%

和 1.8%。我国 4 省市的流行病学调查结果显示，双相障碍 I 型、II 型的月患病率依次是 0.1% 和 0.03%。

目前就全球范围而言，双相障碍的识别率和治疗率依然较低。欧洲国家和美国的资料显示，首次出现确定的双相障碍临床症状之后，平均要经过 8 年才能得到确诊。在现诊断为双相障碍的患者中，有 69% 曾被误诊为单相抑郁、焦虑症、精神分裂症、人格障碍和物质依赖/滥用等其他疾病。双相障碍患者接受治疗的情况也不容乐观。来自美国的数据显示：双相障碍患者发病后要经过平均 10 年才能得到首次治疗，一半以上的现症患者在长达 5 年以上的时期内未接受过治疗，其中 36% 的患者甚至长达 10 年以上未接受治疗。

未治疗疾病的持续时间（Duration of Untreated Illness）是指精神障碍从发病到首次接受正规治疗的时间间隔，双相障碍的未治疗期（Duration of Untreated Bipolar Disorder, DUB）被定义为从首次情绪症状发作到进行适当的心境稳定治疗的时间，能较为直观地体现其治疗率。例如，研究发现澳大利亚的平均 DUB 长达 18 年，中国的平均 DUB 波动起伏较大。其中原因包括以下三个方面：一是患者本人及其家庭以及基层卫生服务工作者并未意识到双相障碍是一种可以治疗的疾病；二是患者本人或其家庭不愿意去求助于精神科治疗，因为他们害怕被歧视为"疯子"；三是许多地区缺乏以社区为基础的、可支付得起的精神卫生服务机构。

另外，双相障碍患者罹患癌症的风险也较高。例如，一项以色列的研究发现，双相情感障碍患者患癌症的风险显著高于同源精神分裂症患者，尤其是患乳腺癌的风险更高。但是也有一项瑞典的研究在考察了双相情感障碍患者的治疗和癌症发病率后，发现双相情感障碍患者的总体癌症风险没有增加。总的来说，躯体疾病在双相障碍中很常见，但目前关于双相障碍癌症发病率的研究显示结果并不一致。

2. 风险因素

现有研究表明双相障碍存在诸多的风险因素，包括人口学特征、其他精神障碍等。在人口学特征方面，目前对性别影响的研究报告结果并不一致，需要更全面样本与更科学的研究方法。例如，有研究发现，双相情感障碍的患病率与性别无关，男女比例相当，但双相障碍 II 型在女性中较多见。对中山市 2010—2015 年 688 例双相情感障碍住院患者的临床特征调查发现，双相情感障碍住院患者中男女占比分别为 57% 和

43%，男性患者要高于女性患者。还有研究显示，男性双相情感障碍抑郁发作患者发病年龄较女性早，且病前功能较差，继而对治疗药物敏感性低，影响药物治疗效果。另外，患有其他精神障碍也可能导致双相障碍的发生，特别是边缘型人格障碍患者和有双相障碍、自杀、边缘型人格障碍等家族史的个体等。

对于癌症患者而言，癌症疼痛、应对方式、社会支持与家属的精神障碍等均是患者双相障碍的风险因素。癌症疼痛的发生与程度和个体的社会背景有关，严重的癌症疼痛极易导致患者出现包括双相障碍在内的心理和精神障碍。患者在罹患癌症之后的应对方式也可能影响患者双相障碍的发生，有研究发现晚期癌症病人的精神疾病症状与回避应对正相关。患者感知到的社会支持也可能影响其双相障碍症状的产生，社会支持可以通过提高个体对现实刺激的应对功能和顺应性，从而更好地缓冲生活事件或癌症应激对心理健康状况的不良影响。如果患者能够很好地利用社会支持，则能够更好地预防双向障碍的产生。最后，来自于家属特别是配偶的情绪问题也可能影响患者双相障碍的形成。

值得注意的是，双相障碍是一种极易复发的疾病。它的复发与初次发病年龄、治疗的充分性和依从性、物质滥用、睡眠、性别、季节、家族史、生活事件、延误首次治疗及躯体疾病等风险因素有关。还有研究显示双相障碍复发与季节、家族史、生活事件、家庭环境等多种因素有关。例如，有研究者通过对 529 例符合 DSM-IV 断标准的门诊患者进行 1 年的随访后发现：其中 50% 的患者其发病年龄处于儿童期（<13 岁）或青春期。相对于成年以后发病，早年发病的抑郁和躁狂严重程度、发作次数、持续时间等方面均明显更高。双相障碍反复发作形成慢性疾病后，患者的社会功能损害逐渐加重。也有研究调查了 20,350 例双相障碍患者并发现，酒精对双相障碍患者的病程和复发有一定风险。在睡眠方面，一项于 2017 年 4 月至 2019 年 4 月期间对 120 例双相情感障碍患者进行调查的研究，对经治疗达痊愈标准后的患者进行 1 年的随访并记录复发情况，该研究发现一年内复发的患者存在合并睡眠障碍的比例显著大于非复发患者。

此外，也有研究显示，双相情感障碍的病程与心理社会因素之间存在着密切关系。这些心理社会因素包括：家庭内情感表达情况、负性生活事件，以及不良的应对态度和归因方式等。在家庭内部因素方面，针对双相障碍患者家庭亲密度和适应性的研究结果显示，双相障碍患者的家庭适应性与健康对照相比显著偏低，这表明双相障碍患者的家庭体系在问题情境下适应性更差。这可能与患者患病后其家庭对患者的关注增加，家庭的亲密感未降低有关，但由于患者的疾病因素，家庭对于重大改变的适应能力可能下降，从而引起家庭适应性下降。在社会支持（包括消极支持如高情感表达）方面，来自重要关系的社会支持会缩短双相障碍的病程，而来自家人和朋友消极的支持则预示着双相障碍的病程延长。社会支持可以缓冲和抵御应激对双相障碍患者的消极影响，同时也能增强双相患者应对应激的能力，而过分指责则可能增加双相障碍患者的应激，并使其病程恶化。在消极生活事件方面，有研究发现双相障碍患者在发病前一年左右的负性生活事件及严重程度均显著高于正常人群。

3. 诊断标准

双相障碍是一种慢性致残性疾病，《中国双相障碍防治指南》强调了充分评估、量化监测和全病程治疗原则，并建议临床上采用"基于评估的治疗（Measurement-Based Care, MBC）"策略。MBC 体现在双相障碍全病程的管理中，其实施流程应当包括筛查、初始治疗、监测疾病进展并调整治疗方案、长期监测及维持治疗 4 个步骤，其中对疾病的量化评估是全病程管理实施的基础。目前，一些双相障碍的筛查量表已在临床上得到广泛使用，包括《32 项轻躁狂症状清单》《心境障碍问卷》《双相抑郁指数量表》《双相谱系诊断量表》《双极性指数》和简版《气质评定量表》等，这些量表有助于提高双相障碍的识别率与正确诊断率。

专栏 1-5 双相障碍诊断标准

美国《精神疾病的诊断与统计手册》第五版 DSM-V 中对双相 I 型障碍和双相 II 型障碍的诊断标准如下：

双相 I 型障碍：
达到至少 1 次躁狂发作的标准（躁狂发作标准中的 A—D）。躁狂发作和抑郁发作都不可能归于分裂情感性障碍，也不能叠加于精神分裂症、分裂样精神障碍或其他未注明的精神分裂症谱系和其他精神病性障碍。

双相 II 型障碍：
至少 1 次轻躁狂发作（轻躁狂发作中提到的 A-F）和至少 1 次抑郁发作（抑郁发作中提到的 A—C），既往没有过躁狂发作。轻躁狂和抑郁的发作不能以分裂情感性障碍、精神分裂症、分裂样精神障碍、其它特定的或非特定的精神分裂症谱系及其他精神障碍解释。抑郁症状以及不可预测性的躁狂抑郁症状的频繁转换明显损害个体在社会、职业或其他重要领域的社会功能。

（一）躁狂发作

☐A. 在持续至少1周的时间内，在几乎每一天的大部分时间里（或如果有必要住院治疗，则可以是任何时长），有明显异常且持续的心境高涨、膨胀或易激怒，或异常且持续的有目标的活动增多或精力旺盛。

☐B. 在心境紊乱、精力旺盛或活动增加的时期内，存在3项（或更多）以下症状（如果心境仅仅是易激怒，则为4项），并达到显著的程度，且代表着与平常行为相比有明显的变化。

①自尊心膨胀或夸大。

②睡眠的需求减少（例如，仅3小时睡眠，就精神饱满）。

③比平时更健谈或有持续讲话的压力感。

④意念飘忽或主观感受受到思维奔逸。

⑤自我报告或被观察到的随境转移（即：注意力太容易被不重要或无关的外界刺激所吸引）。

⑥目标导向的活动增多（工作或上学时的社交或性活动）或精神运动性激越（即：无目的非目标导向的活动）。

⑦过度地参与那些很可能产生痛苦后果的高风险活动（例如，无节制的购物，轻率的性行为，愚蠢的商业投资）。

（二）轻躁狂发作

☐A. 在至少连续4天的时间内，在几乎每一天的大部分时间里，有明显异常且持续的心境高涨、膨胀或易激怒，或异常且持续的活动增多或精力旺盛。

☐B. 在心境紊乱、精力旺盛或活动增加的时期内，存在3项（或更多）以下症状（如果心境仅仅是易激怒，则为4项），它持续存在，并且与平时行为明显不同，且达到显著的程度。

①自尊心膨胀或夸大。

②睡眠的需求减少（例如，仅3小时睡眠就精神饱满）。

③比平时更健谈或有持续讲话的压力感。

④意念飘忽或主观感受到思维奔逸。

⑤我报告或被观察到的随境转移（即注意力太容易被不重要或无关的外界刺激所吸引）。

⑥目标导向的活动增多（社交的、工作或上学的或性活动或精神运动性激越）。

⑦过度地参与那些很可能产生痛苦后果的高风险活动（例如，无节制的购物，轻率的性行为，愚蠢的商业投资）。

☐C. 这种发作伴有明确的功能改变，这些改变在没有症状时不是个体的特征。

（三）抑郁发作（MDE）

☐A. 在同一个2周内，出现与以往功能不同的明显改变，表现为以下5项或5项以上，其中至少1项是心境抑郁或丧失兴趣或乐趣（注：不包括明显是由于其他医学状况导致的症状）。

①几乎每天在大部分时间中心境抑郁，可以是主观的体验（例如，感到悲伤或空虚，毫无希望），也可以是他人观察到的（例如，看起来显得很悲伤）（注：儿童或青少年可以表现为心境的易激惹）；

②几乎每天在一天中大部分时间对所有（或几乎所有）活动的兴趣或快感都显著减低，可以是主观体验到的也可以是被别人观察到的；

③显著的体重减轻（非节食）或体重增加（一月内体重变化超过原体重的5%）（注：儿童则为未达到应增体重）或几乎每天食欲减退或增加；

④几乎每天失眠或嗜睡；

⑤几乎每天精神运动性激越或迟滞（指由他人观察到的情况，不仅是主观体验到坐立不安或缓慢下来）；

⑥几乎每天疲倦乏力或缺乏精力；

□C. 这种心境紊乱严重足以导致显著的社会或职业功能的损害，或必须住院以防止伤害自己或他人，或存在精神病性特征。

□D. 这种发作不能归因于某种物质的生理效用（例如，滥用毒品、药物、其他治疗）或由其他躯体疾病所致。注：由抗抑郁治疗（例如，药物、电休克治疗）引起的一次完整的躁狂发作，持续存在的全部症状超过了治疗的生理效应，这是躁狂发作的充分证据，因此可以诊断为双相Ⅰ型障碍。

注：由抗抑郁治疗（如药物治疗或电休克治疗）所引起的躁狂发作，症状严重程度超出由于治疗引起的生理效应，应归于双相Ⅰ型障碍。诊断标准A—D构成了躁狂发作，诊断为双相Ⅰ型障碍需要个体一生中至少有1次躁狂发作。

□D. 心境紊乱和功能改变能够被其他人观察到。

□E. 这种发作没有严重到引起社交或职业功能方面的显著损害或需要住院。如果存在精神病性特征，根据定义，则为躁狂发生。

□F. 这种发作不能归因于某种物质的生理效应（例如，滥用毒品、药物或其他治疗）。注：由抗抑郁治疗（例如药物治疗、电休克治疗）引起的完整的轻躁狂发作，持续存在的全部症状超过了治疗的生理效应，这是轻躁狂发作的充分证据。然而，需要谨慎的是，通过1项或2项症状（特别是使用抗抑郁药物后出现的易激惹性增高、急躁或激越）不足以做出轻躁狂发作的诊断，也并不一定表明个体有双相的素质。

注：诊断标准A—F构成了轻躁狂发作，轻躁狂发作虽然常见于双相Ⅰ型障碍，但对于双相Ⅰ型障碍的诊断而言并不必要。

⑦几乎每天感到没有价值感或过分地、不恰当地自责自罪（可以是妄想性的程度，不仅限于疑病）；

⑧几乎每天都感到思考或集中注意力困难，决断能力减退（或自己体验到的，或他人观察到的）；

⑨反复想到死亡（不只是对死亡的恐惧），想到没有具体计划的自杀观念，或者想到某种自杀企图或某种特殊计划来完成自杀。

□B. 这些症状产生了临床上明显的痛苦烦恼，或在社交、职业或其他方面的重要功能缺损。

□C. 这些症状并非由于某种物质或由于其他躯体状况所致。

注：符合A—C可构成抑郁发作。抑郁发作常见于双相Ⅰ型障碍，但是双相Ⅰ型障碍诊断并不需要有抑郁发作。离异、丧偶（如死别、经济上破产、自然灾害、严重的躯体疾病或残疾等造成的丧偶）可能会导致极度的悲伤，反复回味痛苦，失眠，食欲减退，体重减轻。这些与抑郁发作非常类似，然而这些症状往往可以被理解，或是被认为是一种对丧失的正常反应，虽然表现类似于抑郁发作，但是这种对丧失正常的反应应该被仔细地评估。这种判断不可避免地需要了解患者的过去经历以及人们如何对悲伤处境进行表达的文化常模。

4. 干预方法

双相障碍和抑郁障碍已被确认为心境障碍的两个独立疾病诊断单元，并被区分为完全独立的疾病。对于双相障碍而言，药物治疗是成功治愈的基础。双相障碍的药物治疗方面，早前有抗躁狂药和抗抑郁药，但传统的药物对双相障碍的躁狂或抑郁发作的疗效不明确，甚至会发生病态情感的转相，即躁狂变成抑郁。但在临床上，有研究发现锂盐治疗双相障碍时，既能控制躁狂兴奋，也能缓解抑郁。另外，随着心境稳定剂类药物的逐渐发展，该类药物已成为治疗双相障碍的主要药物之一。心境稳定剂应具备以下疗效：①有效治疗急性躁狂／抑郁，并能预防随后的躁狂／抑郁发作；②不使心境状态或急性发作恶化；③不增加可能的情感转换或循环变化。目前，心境稳定剂包含锂盐及新型抗惊厥药物（丙戊酸盐、卡马西平、拉莫三嗪等），而许多非典型抗精神病药（喹硫平、奥氮平、利培酮等）也曾被列为候选心境稳定剂行列。

除了药物治疗之外，针对双相情感障碍的心理治疗也在临床上被广泛使用。在精神药物出现以前，心理社会治疗曾是双相情感障碍的主要选择。但随着电抽搐治疗和精神药物的出现，心理社会治疗的发展及其临床应用研究在双相情感障碍中逐渐不再被重视。尽管现在越来越多的研究结果支持双相情感障碍是一种"生物学的疾病"，需要生物学的治疗，即精神药物治疗为主，但心理社会治疗在实际临床工作中仍是最有效的辅助治疗手段之一，其中包括心理健康教育、传统的各种心理治疗方法，以及改变患者所处社会环境等。有研究显示，心理健康教育和认知行为治疗作为精神药物的辅助治疗，可降低双相情感障碍患者的住院率、复发率，并可以提高患者药物治疗的依从性，全面改善临床症状。

整体而言，以药物治疗为基础，综合应用心理社会治疗能提高患者对治疗的依从性、改善其对应激性生活事件的应对策略、预防复发，以及全面改善患者的社会功能和提高生活质量。因此，结合药物治疗与心理治疗依然是当前治疗双相障碍的最佳选择。

第六节　焦虑障碍

世界卫生组织将焦虑障碍（anxiety disorder）定义为一组以焦虑和恐惧感为特征的精神障碍，包括广泛性焦虑障碍（Generalized Anxiety Disorder, GAD）、恐慌障碍、恐惧症、社交焦虑障碍、强迫症（Obsessive-Compulsive Disorder, OCD）和创伤后应激障碍（Post-Traumatic Stress Disorder, PTSD）。《国际疾病分类（第11版）》将焦虑及恐惧相关障碍定义为："焦虑及恐惧相关障碍表现为过度的恐惧、焦虑以及相关的行为紊乱，症状严重程度足以导致明显的临床痛苦或社会功能损害"。《精神障碍诊断与统计手册（第5版）》将焦虑障碍定义为："个体焦虑情绪的严重程度和持续时间明显超过了正常发育年龄应有的范围"。焦虑障碍的症状主要包括：无明确客观对象的紧张担心，坐立不安，还有自主神经功能失调症状，如心悸、手抖、出汗、尿频及运动性不安等。

对于癌症患者而言，轻度的焦虑情绪是很常见的心理反应，有时也会产生有益的影响（例如增加戒烟的动机、增加治疗的依从性等）。然而，更持久或更强烈的焦虑症状或焦虑障碍会显著影响患者在各方面的功能，并干扰治疗效果，因此需要将病理性的焦虑与正常的焦虑情绪进行区分，如焦虑严重程度与客观事实或处境明显不符，或持续时间过长，则可能为病理性焦虑。癌症患者在疾病相关的所有阶段，包括患者风险筛查阶段、积极治疗阶段、癌症存活者阶段、疾病终末期，都容易受到焦虑障碍的影响。焦虑障碍长时间得不到治疗可能影响患者治疗的依从性和治疗效果，增加额外的医疗支出，导致患者的生活质量下降。此外，过度的焦虑也可使患者的心理承受能力和免疫功能降低，从而影响癌症预后及其生存。

一、发病率

在全球范围内，焦虑障碍是造成非致命健康损失的第六大原因，并位于世界卫生组织各区域平均伤残寿命年十大原因之列。2013年全球流行病学调查元分析结果显示，焦虑障碍的终生患病率为9.0%，而12个月患病率在全球不同范围内的数据有差异，约为0.4%—3.6%。2015年世界卫生组织的报告显示，全球焦虑障碍人口的比例估计为3.6%，焦虑障碍导致全球总计2460万YLD的健康损失估计数。与抑郁障碍一样，相比于男性，焦虑障碍在女性中更为普遍（在全球水平上为2.6%和4.6%），并且焦虑障碍患病的年龄跨度大，首次发病的中位年龄是30岁。2015年一项针对我国焦虑障碍患者发病率的调查显示，11,932例成人中焦虑障碍的总患病率3.20%，其中现患病率56.5%，既往病例43.5%。2021年一项欧洲国家老年人焦虑障碍调查发现，老年人精神障碍的总发病率是8.65%，在所有诊断组中，焦虑症的发病率最高，为5.18%。

癌症患者焦虑障碍的患病率差异较大。部分研究发现，符合明确标准的焦虑障碍患病率接近30%。症状性焦虑通常在重要的时间点（例如，诊断、重复分期检查）和面对不受控制的身体症状时更加严重。我国恶性肿瘤患者群体中，焦虑障碍已成为患者常见的心理健康问题，发病率约为 32%—40%。

二、风险因素

1. 个体因素

性别与焦虑障碍的风险显著相关。研究表明女性受焦虑障碍困扰的风险比男性高，这可能与女性体内的雌激素有关，雌激素水平的变化可以引起大脑局部组织结构及生理功能的改变，尤其是在女性妊娠期前后、月经前期及围绝经期等特殊时期，由于激素水平的变化，女性比男性更容易受到外界的影响。随着年龄的增长，焦虑障碍的患病率也会提高，其中 50 岁以上人群焦虑障碍的患病率最高。同时，家庭人均收入、家庭人员情况也是影响焦虑障碍发生的重要因素，调查发现分居、离异、丧偶人群、家庭人均收入较低的人群发生焦虑障碍的风险更高。

还有研究表明，个体因素中的自尊、内外向、神经质也会影响焦虑障碍的病情发展，该因素主要对精神性焦虑的影响较大，临床特征表现为自尊资源缺乏、不能较好地缓冲焦虑情绪等。研究发现，神经质为老年焦虑障碍危险因素，焦虑障碍患者多表现出情绪不稳定，容易受外界影响而产生强烈的情绪。

2. 躯体症状因素

个体的躯体症状也会影响焦虑障碍的形成。例如，焦虑障碍与高血压存在正向相关的关系，焦虑障碍能够加速高血压疾病的发生，而血压升高又会使个体的身体协调功能受到影响，如呈现眩晕的症状，进而加重患者的焦虑症状。再如哮喘，一方面，患有严重哮喘的患者焦虑情绪的发生率也较高，且当焦虑情绪加重时，个体的哮喘症状也更难控制；另一方面，哮喘症状也会增加焦虑障碍发生的可能性。此外，患者的紧张情绪也会对个体产生重要影响，加重病人的心理负担，形成恶性循环的模式，造成反复复发，导致焦虑症状不能被缓解。

3. 癌症患者特异风险因素

癌症患者的医学特征、社会因素等均可能影响患者焦虑症状的产生。在医学特征方面，疼痛是较易导致焦虑障碍产生的因素之一。焦虑情绪与疼痛程度呈显著的正相关，且癌症本身及其治疗都可能导致难以承受的胸痛症状，这些都将增加焦虑障碍的发生风险。而癌症相关疼痛大多难以在短期内好转，长时间癌症疼痛的折磨使患者产生心理应激，易引发焦虑障碍。在社会因素方面，术后患者生活自理能力的下降、因癌症治疗产生的经济压力以及术后社交往来、工作等方面能力的降低都将增加癌症患者罹患焦虑障碍的风险。

三、诊断标准

目前精神障碍的两大诊断系统是《精神障碍诊断与统计手册（第 5 版）》和《国际疾病分类（第 11 版）》，也是焦虑障碍最常见的临床诊断标准。目前焦虑障碍在临床上主要根据病史、家族史、临床症状、病程及体格检查、量表测查和实验室辅助检查，并辅以专科医生的诊断。对于焦虑障碍的早期筛查或自我诊断可以采用一些简单的焦虑自测量表，如焦虑自评量表（Self-Rating Anxiety Scale, SAS）、医院焦虑抑郁量表（Hospital Anxiety and Depression Scale, HADS）和汉密尔顿焦虑量表（Hamilton Anxiety Scale, HAMA）等。

焦虑自评量表（见专栏 1-6）由 Willam W. K. Zung 于 1971 年编制，共含有 20 个反映焦虑主观感受的条目，每个条目可以按症状出现的频率分为四级评分，其中 15 个正向评分，5 个（带 * 号）反向评分。该量表可以评定焦虑症状的轻重程度及其在治疗中的变化，适用于具有焦虑症状的成年人，主要用于疗效评估，不能用于诊断。

专栏 1-6 测一测你的焦虑程度（焦虑自评量表）

指导语：阅读下列描述，请根据你最近一个星期的实际情况选择合适的数字：1 表示"没有或很少时间"，2 表示"少部分时间"，3 表示"相当多时间"，4 表示"绝大部分时间或全部时间"。

☐ 1. 我觉得比平时容易紧张和着急

☐ 2. 我无缘无故地感到害怕

☐ 3. 我容易心里烦乱或觉得惊恐

☐ 4. 我觉得我可能将要发疯

☐ *5. 我觉得一切都很好，也不会发生什么不幸

☐ 6. 我手脚发抖打颤

☐ 7. 我因为头痛、颈痛和背痛而苦恼

☐ 8. 我感觉容易衰弱和疲乏

☐ *9. 我觉得心平气和，并且容易安静坐着

☐ 10. 我觉得心跳得很快

☐ 11. 我因为一阵阵头晕而苦恼

☐ 12. 我有晕倒发作或觉得要晕倒似的

☐ *13. 我呼气、吸气都感到很容易

☐ 14. 我手脚麻木和刺痛

☐ 15. 我因为胃痛和消化不良而苦恼

☐ 16. 我常常要小便

☐ *17. 我的手脚常常是干燥温暖的

☐ 18. 我脸红发热

☐ *19. 我容易入睡，并且一夜睡得很好

☐ 20. 我做噩梦

医院焦虑抑郁量表是筛查躯体疾病焦虑抑郁的最常应用工具之一。该量表由席格蒙迪（Zigmond）与斯奈思（Snaith）于 1983 年等编制。原文为英文版，先后被翻译为多种文字，广泛应用于综合医院临床各科焦虑和抑郁的检测，被翻译和修订为中文版后，广泛应用于躯体疾病心理痛苦的研究。

汉密尔顿焦虑量表由汉密尔顿于 1959 年编制，是精神科临床中常用的量表之一，包括 14 个项目，采用 Likert 5 级计分。《中国精神障碍分类与诊断标准（第 3 版）》将其列为焦虑障碍的重要诊断工具，临床上常将其用于焦虑障碍的诊断及程度划分的依据。主要用于评定神经症及其他病人的焦虑症状的严重程度，但不大适用于估计各种精神疾病的焦虑状态。同时，与 HAMD（汉密尔顿抑郁量表）相比较，有些重复的项目，如抑郁心境、躯体性焦虑、胃肠道症状及失眠等，故对于焦虑障碍与抑郁障碍也不能很好地进行鉴别。该量表应由经过训练的 2 名评定员进行联合检查，一般采用交谈和观察的方法，待检查结束后，2 名评定员独立评分。在评估心理或药物干预前后焦虑症状的改善情况时，首先在入组时评定当时或入组前一周的情况，然后再干预 2—6 周后再次评定来比较焦虑症状的严重程度和症状谱的变化。

四、干预方法

对于焦虑障碍，目前有药物干预及心理干预这两种干预方法。其中，药物治疗是主要干预方式，心理干预通常作为辅助干预方式。相较于药物治疗，心理干预的优点在于不良反应少，对患者损害也较小，患者易于接受，避免了药物滥用带来的痛苦。

1. 药物治疗

对于焦虑障碍，药物治疗依然是目前的主要干预方式，其中靶向 γ−氨基丁酸受体、5−羟色胺受体等的药物均显示出一定的疗效。同时，抗抑郁药物如 5−羟色胺再摄取抑制剂和 5−羟色胺去甲肾上腺素再摄取抑制剂也是大多数焦虑障碍的主要一线用药，三环类抗抑郁药因其不良反应明显和安全性低，因此临床使用率低。由于目前治疗焦虑症的药物存在不良反应多和戒断反应等缺点，因此发现新的药物靶点和研究安全性更高的药物是一个重要的研究方向。根据患者病情、身体情况、经济情况等因素综合考虑，一般建议服药 1—2 年左右，停药及加量请咨询医生，不可自行调整药物治疗方案。在服药期间，注意和医生保持联系，以便出现副作用或其他问题时能及时得到解决。

2. 心理干预

可用于治疗焦虑障碍的心理干预包括认知行为疗法、冥想疗法、森田疗法、家庭疗法、催眠疗法和正念疗法等。其中，CBT 是最广受支持的治疗儿童、青少年和成人焦虑障碍的心理疗法。例如，一项基于儿童焦虑障碍治疗的研究综述得出结论，CBT 在治疗青少年焦虑障碍方面的效果较好；一项针对成人焦虑障碍的研究结果显示，CBT 将特定恐惧症患者的症状降至标准水平的比例为 52.7%，社交焦虑症患者为 45.3%，广场恐惧症患者为 53.2%，广泛性焦虑症患者为 47.0%。同时，也有研究结果发现，尽管 CBT 对治疗焦虑障碍有一定效果，但传统的 CBT 需要与患者面对面交流，减少了 CBT 的受众群体数量。为了突破这一局限性，自助式 CBT 近年来也逐渐兴起，主要利用电话或电子邮件远程指导，对患者采取自助式 CBT。

对癌症患者焦虑障碍的干预与预防目前也多以心理干预为主，大多采用认知干预、心理护理等方法。针对癌症患者的认知行为疗法，大体上可分为认知技术和行为技术：认知疗法包括识别自动思维、识别认知性错误、真实性检验、去中心化、焦虑或者抑郁水平监测等技术方法。识别自动思维指的是帮助病人发现发生在不良情绪之前的非理性思维，并教会他们自动识别消极思维的过程，其技巧包括提问、自我示范或模仿。识别认知性错误是通过记录病人在不同情绪情境下的自动思维，分析他们在概念和抽象上的常见错误，进而帮助他们识别自己的认知错误。真实性检验指的是将病人的自动思维和认知错误视为一种假设，使其在特定情境下对假设进行验证，使其意识到原有概念的不合理性，进而诱导其自觉改进的过程，真实性检验是认知疗法的核心。行为治疗技术包括系统脱敏、厌恶疗法、冲击治疗、阳性强化、生物反馈和放松技术等。放松训练包括渐进式肌肉放松、静坐、呼吸放松和想象放松等。放松训练是一种自我调节的训练方式，它可以帮助病人从身体放松到促进全身身心放松、抵抗心理应激和交感神经兴奋引起的神经反应，达到消除紧张、强身健体、消除疾病的目的。渐进式肌肉松弛法是一种常见的放松训练方法，其操作步骤是：病人根据指示交替收缩或放松骨骼肌群，体验肌肉的紧张和放松程度，自觉感受四肢和躯干的紧绷、重量和温度，达到放松的效果。

第七节　癌症复发恐惧

癌症复发恐惧（Fear of Cancer Recurrence, FCR）是癌症患者及幸存者较为常见的一类心理症状。目前，对癌症复发恐惧的定义主要包括两种观点。第一种观点将癌症复发恐惧定义为"对癌症在原发部位的复发、进展或发生转移的害怕、担心和担忧"，第二种观点认为癌症复发恐惧是指"对可能的癌症复发或发展的恐惧、担心或担忧"。大多数学者认为第一种观点更适用于处于不同癌症分期的癌症患者，该定义囊括了癌症发展状况范围更广的患者对于癌症复发可能的心理体验，包括新的原发癌症、正在进行积极治疗的慢性癌症、同一癌症的复发、转移和进一步发展为不治之症；而第二种观点更加聚焦于癌症复发恐惧的认知和情感因素。

患有癌症复发恐惧的患者在情绪方面会表现出对癌症复发的恐惧与担心；在行为方面，会过度检查身体症状、不断寻求医疗检查服务以确认癌症是否复发；在认知方面，患者会将身体的不良症状解释为是癌症复发的迹象，并不断产生癌症相关的侵入性想法，从而加剧他们对癌症复发的恐惧。

一、发病率

国外学者对癌症复发恐惧的发病率进行了横向研究以及纵向研究，发现在癌症治疗后 2 年内，有 15%—76% 的癌症患者存在较低水平的癌症复发恐惧，40%—68% 的癌症患者存在中等水平的癌症复发恐惧，9%—56% 的癌症患者存在较高水平的癌症复发恐惧。也有学者对多种癌症类型患者样本进行了长期追踪研究，根据个体癌症复发恐惧严重程度区分出了低、中、高癌症复发恐惧水平三组个体。该研究发现，随着时间的推移，癌症患者的癌症复发恐惧出现下降的趋势，并且，在发病初期的癌症复发恐惧水平越高，其下降的速度越快。现有研究表明大多数癌症患者的癌症复发恐惧处于中低水平，且癌症复发恐惧随时间的延长逐渐减弱。

专栏 1-7 达摩克利斯之剑与癌症复发恐惧

你是否听说过古罗马哲学家西塞罗（Cicero）所写的关于锡拉库扎（Syracuse）的暴君狄俄倪索斯（Dionysus）及其臣子达摩克利斯（Damocles）的故事？

这个故事中说到，达摩克利斯向狄俄倪索斯表示，他坚定地认为狄俄倪索斯是世界上最幸运的人。为了给达摩克利斯一个教训，狄俄倪索斯让达摩克利斯坐在他的宝座上，并把所有的财富都赠予了他。在达摩克利斯沉浸于富裕的欢乐时，狄俄倪索斯将一把剑悬挂在达摩克利斯的脖子上，而剑的另一端系在一根马毛上。由于害怕剑刺向自己，达摩克利斯将注意力集中于剑上，他再也无法享受他所得到的一切。他不再希望自己拥有这份幸运，并乞求狄俄倪索斯拿回他的王位和财富。对于达摩克利斯而言，伴随着无尽恐惧的财富已然没有了价值。

而达摩克利斯的遭遇在一些儿童和成年癌症幸存者中也同样上演。从20世纪80年代早期，人们开始用"达摩克利斯之剑"的故事来比喻癌症幸存者的经历。尽管现代医学的迅速发展使癌症患者的存活率逐渐提高，癌症幸存者感到希望来临和幸运的同时，却也面临着疾病的不确定性、恐惧以及对新发症状的过度警觉。长期以来对癌症复发的恐惧、未来肿瘤恶化的可能性以及癌症治疗后健康的受损等正如同"达摩克利斯之剑"一样困扰着癌症患者，因此学者们也将患者的癌症复发恐惧称为"达摩克利斯之剑效应"。

二、风险因素

1. 人口学因素

许多研究表明，年龄与癌症复发恐惧存在显著相关关系。在乳腺癌、妇科癌、睾丸癌等癌症类型患者群体中，年龄较低的癌症患者其癌症复发恐惧水平明显高于年龄较长的癌症患者。虽然少数研究并没有发现年龄与癌症复发恐惧之间的关系，但年龄仍然是复发恐惧的重要预测因素。

2. 躯体症状因素

疼痛、癌因性疲乏等是癌症幸存者常常表现出的躯体症状，部分前期研究证实了癌症患者的身体症状与癌症复发恐惧存在显著相关关系。例如，一项以华裔美国人乳腺癌患者为样本的研究发现，患者感知的疼痛与癌因性疲乏均与癌症复发恐惧显著正相关，并且高水平的癌症复发恐惧会进一步降低患者的心理健康。也有研究探讨了癌症患者的躯体症状与感知压力之间的关系，发现患者的躯体症状会通过提升癌症复发恐惧水平从而增加患者的感知压力。

3. 心理因素

现有研究发现与癌症复发恐惧相关的心理因素主要有归因方式、乐观、焦虑、疾病侵扰、应对方式、感知未来限制等变量。一项澳大利亚的研究发现乳腺癌患者对压力、环境暴露、家族癌症病史三者的归因和患者的乐观特质会同时影响他们的癌症复发恐惧和心理健康。有美国研究者对3239名乳腺癌患者进行了调查，发现轻微焦虑和疾病侵扰在年龄与癌症复发恐惧的关系中起中介作用。另有研究探讨了种族、信仰和应对策略对癌症复发恐惧的认知与情感两个维度的影响，并发现种族与信仰与认知维度中的感知风险显著相关，而癌症患者的回避应对与情感维度中的担心显著相关。

4. 社会支持

社会支持是帮助癌症患者缓解焦虑、抑郁、癌症复发恐惧等心理障碍的重要资源，患者的社会支持主要来自于照顾者、伴侣和医护人员等人际关系。有研究发现乳腺癌患者与放射治疗师的情感交流可以显著降低患者的癌症复发恐惧，并且放射治疗师提供的交流空间也能增加患者的情感交流，从而缓解她们随后的癌症复发恐惧。有研究者对962名癌症患者研究后发现，达到临床标准的癌症复发恐惧与患者咨询健康护理者和使用精神药物有显著正相关，这可能会提高社会和患者本人的相关医疗费用。伴侣作为与癌症患者朝夕相处的人，其心理健康也会受到癌症患者的影响，有一些研究发现患者伴侣也会经历癌症复发恐惧，甚至其严重程度超过了患者本人。一项横断研究以社会认知加工理论为理论模型，发现癌症患者及其伴侣所受到的社会支持限制会增加他们的认知回避和侵入性思维，从而提高他们的癌症复发恐惧水平。

5. 元认知因素

元认知是指个体对想法的评价、监控或控制的认知过程。在癌症复发恐惧研究领域，癌症患者的元认知则指的是对癌症复发恐惧的评价、监控或控制的认知过程。自我调节执行功能理论（Self-Regulatory Executive Function Model, SREF）强调了消极元认知信念（如"担心癌症复发是有害的"）与积极元认知信念（"对癌症复发的担心有助于我在未来避免一些癌症相关问题"）在癌症复发恐惧形成中的作用。该模型还提出元认知会引发患者的认知注意综合征（Cognitive Attentional Syndrome, CAS），认知注意综合征的表现包括：将注意力聚焦于自我；过度、持续的信息加工（如担心和反刍）；对威胁相关的信息产生注意偏向。癌症复发恐惧水平高的患者会表现出对躯体症状的过度检查、对癌症治疗刺激的回避等，这些情况与自我调节执行功能模型有重叠，也有研究者提出该模型框架可以帮助理解癌症复发恐惧的产生机制与维持。

相比于持有适应性更高的元认知方式的年轻乳腺癌患者，持有适应不良的元认知方式的年轻乳腺癌患者其癌症复发恐惧水平更高，且元认知中关于担心的消极信念是其中的一个重要影响因素。一项针对早期乳腺癌患者的研究将癌症复发恐惧达到临床诊断标准的癌症患者与癌症复发恐惧未达到临床诊断标准的癌症患者进行对比发现，前者对担心的积极信念、对不可控性以及担心的危害的信念显著高于后者。因为乳腺癌是女性所患癌症类型比例最高的一种癌症，并且乳腺癌极易复发，乳腺癌患者也更容易产生癌症复发恐惧，因此大部分研究以乳腺癌患者为研究对象，但以乳腺癌患者为对象的研究结果不一定能拓展运用于其他癌症类型患者。也有学者对乳腺癌、结直肠癌和黑色素瘤癌症患者进行研究，发现患者对担心的消极元认知信念和侵入性创伤后压力症状与癌症复发恐惧显著相关。

三、诊断标准

目前在临床与研究中大多使用自陈式量表来测量癌症复发恐惧。应用较为广泛的量表包括癌症复发恐惧量表（Fear of Cancer Recurrence Inventory, FCRI，见专栏 1–8）和疾病进展恐惧量表（Fear of Progression Questionnaire, FoP–Q）。这两个量表均呈现较好的信效度，适用于各类不同类型的癌症患者群体。

FCRI 测量了癌症相关诱因、严重程度、心理困扰、应对方式、功能损伤、洞察力和安慰等维度。该量表包括 42 个条目，每个条目采用 Likert 5 级评分，0 分表示"从不"，4 分表示"总是"，总分越高表示癌症复发恐惧水平越高。其中含有 9 个条目的严重性分量表被证明具有良好的信度和效度，该分量表分数高于 13 分时表明患者的癌症复发恐惧水平达到临床诊断标准。FCRI 是目前唯一明确提出癌症复发恐惧临床诊断标准的测量量表。

专栏 1-8 测一测你的癌症复发恐惧程度（癌症复发恐惧量表）

请您根据过去一个月以来的情况，回答以下的题目并选择最适当的数字，a 表示"从不 / 一点也不"，b 表示"很少 / 一点"，c 表示"有时候 / 有些"，d 表示"大多数时间 / 很多"，e 表示"总是 / 非常"。

下列的情况使我想到癌症复发的可能性：

☐ 1. 有关癌症或疾病的电视节目或报纸文章。

☐ 2. 与我的医生或其他健康专业的人有预约。

☐ 3. 医疗检查（例如：每年例行检查、血液检查、X 光）

☐ 4. 对话中有关于癌症或疾病。

☐ 5. 看到或听到某人生病。

☐ 6. 参加丧葬或看到某人去世的讣文。

☐ 7. 当我感到身体不适或生病时。

☐ 8. 一般来说，我避免会使我想起癌症复发可能的情境或事情。

☐ 9. 我担心或焦虑癌症复发的可能。

☐ 10. 我害怕癌症复发。

☐ 11. 我相信担心或焦虑癌症复发的可能是正常的。

☐ 12. 当我想到关于癌症复发的可能性时，会激发其它不愉快的想法或想象（像是死亡、受苦、我家人的后续问题）。

☐ 13. 我相信我已经治疗好了，而且癌症不会再回来了。

☐ 14. 就你的观点，你认为你处于癌症复发的危险之中吗？

a 一点也不危险

b 有点危险

c 有危险

d 很大的危险

e 非常危险

☐ 15. 你多常想到癌症复发的可能：

a 从未

b 一个月几次

c 一个礼拜几次

d 一天几次

e 一天好几次

☐ 16. 你每天花多少时间想到关于癌症复发的可能性。

a 我从未想过

b 几秒钟

c 几分钟

d 几小时

e 好几个小时

☐ 17. 你已经想了多久关于癌症复发的可能性：

a 我从未想过

b 几个礼拜

c 几个月

d 几年

e 好几年

当我想到癌症复发的可能，我感觉：

☐ 18. 担心、害怕或焦虑。

☐ 19. 伤心、挫折或失望。

☐ 20. 沮丧、生气或愤慨。

☐ 21. 无助或无奈。

我对癌症复发可能性的想法或恐惧会扰乱：

☐ 22. 我的社交或休息活动（例如：出门、运动、旅行）。

☐ 23. 我的工作或每天的活动。

☐ 24. 与伙伴、家人或其他亲密的人的关系。

☐ 25. 规划未来或设定人生目标的能力。

☐ 26. 我的心境或我的心情。

☐ 27. 我的生活品质。

☐ 28. 我感觉我过度担心癌症复发的可能。

☐ 29. 其他人认为我太过担心癌症复发的可能。

☐ 30. 我觉得我比其他被诊断出癌症的人更加担心癌症复发的可能。

当我想到癌症复发的可能时，我会使用以下策略来让自己消除疑虑：

☐ 31. 我打电话给我的医生或其他健康专业的人。

☐ 32. 我去医院或诊所做检查。

☐ 33. 自己检查看看我是否有癌症的身体症状。

☐ 34. 我试着让自己分心（例如：做各种活动、看电视、阅读、工作）

☐ 35. 我试着不去想它，让这个想法离开我的脑海。

☐ 36. 我祷告、冥想或做放松。

☐ 37. 我试着说服自己每件事会变好的或我正向地思考。

☐ 38. 我与某人讨论它。

☐ 39. 我试着了解发生了什么事并处理它。

☐ 40. 我试着找解决方法。

☐ 41. 我试着用其他更快乐的想法来取代这个想法。

☐ 42. 我告诉自己："不要再想了"。当你用这些策略时，你会觉得疑虑消除了吗？

恐惧疾病进展量表（FoP-Q）测量了患有慢性疾病（例如癌症、糖尿病和风湿病）的患者对病情恶化的恐惧程度，该量表测量了患者针对疾病的情感反应（13 个条目）、家庭关系（7 个条目）、职业（7 个条目）、自主感丧失（7 个条目）和应对焦虑（9 个条目）5 个维度，共包含 43 个条目，每个条目采用 Likert 5 级评分，1 分表示"不存在"，5 分表示"总是存在"，总分越高表示对该疾病的复发恐惧水平越高。该量表的信度系数较好，重测信度也较好。FoP-Q 更侧重于关注疾病的进展而不是复发，因此相比于癌症早期患者和长期幸存者，该量表更适用于晚期患者或活动性患者。由于 FoP-Q 条目较多，患者不易接受且填写耗时较长，于是德国 Mehner 等学者对其进行简化，并编制了 12 个条目的恐惧疾病进展简化量表（FoP-Q-SF），该量表信度系数较好，且与原量表有较高的相关性（r=0.92）。该量表包含生理健康和社会家庭 2 个维度，同样采用 Likert 5 级评分，1 分表示"不存在"，5 分表示"总是存在"，总分越高表示对该疾病进展的恐惧水平越高。有学者提出当测量总分 ≥ 34 分时表明患者对疾病进展的恐惧水平较高，进而造成患者心理功能失调，该类患者应得到相应的心理干预。

四、干预方法

目前可用于改善患者癌症复发恐惧的干预方法包括非心理干预方法和心理干预方法。非心理干预方法包括沟通干预和淋巴自我管理团体教育，心理干预方法包括认知行为疗法、认知存在疗法、支持性疗法等。

1. 沟通干预

癌症患者与医护人员之间的有效沟通对高质量的医疗护理至关重要。一项针对乳腺癌患者的干预研究通过向患者提供提示表（提示表信息来源于复发担忧量表）等沟通工具，帮助他们识别出自己对生存状态的担忧，并指导他们将自己的担忧传达给肿瘤科护士，护士总结谈话要点并在下一次会谈中与患者进一步沟通。医患沟通干预通过发挥癌症患者在表达自己关于生存的需要和欲望的作用，来促进患者的自我效能感，从而降低患者的抑郁、焦虑水平，改善患者的心理健康状况。

2. 淋巴自我管理团体教育干预

由于乳腺癌而导致的淋巴水肿对 40% 的乳腺癌患者造成了负面影响。有研究表明，肿胀会导致身体不适，如疼痛、沉重、紧绷、麻木、疲劳和患肢僵硬，从而引发对癌症复发的恐惧（FCR）。因此帮助乳腺癌患者有效应对淋巴水肿，有助于缓解患者们的心理障碍。有研究探讨了淋巴自我管理团体干预对乳腺癌患者生活质量和癌症复发恐惧的干预效果，通过每周两次的面对面小组讨论形式，以淋巴自我管理为主题，培养患者的问题解决、决策、资源利用、个性化关心、与医疗团队合作、与护理者分享自我管理技能等能力，促进患者更好地进行淋巴管理。淋巴自我管理团体干预能够提高乳腺癌患者的生活质量，相比于社会网络教育干预组和控制组，淋巴自我管理团体干预组的患者在干预后癌症复发恐惧水平更低。

3. 认知行为疗法（Cognitive Behavioral Therapy）

除了上述干预方法之外，心理干预方法也已被用于帮助癌症患者缓解癌症复发恐惧。尽管目前对癌症复发恐惧的干预策略研究尚不足，但有些研究已经验证了缓解患者癌症复发恐惧的有效心理干预方法，包括认知行为疗法（Cognitive Behavioral Therapy）、认知存在疗法（Cognitive-Existential Therapy）、支持性疗法（Supportive Therapy）、正念和接纳与承诺疗法（Mindfulness and Acceptance and Commitment Therapy）等。

认知行为疗法是指对患者有关癌症的认知和行为层面的适应不良的模式进行干预的一系列方法。癌症复发恐惧并非一个单维结构的概念，针对癌症复发恐惧不同的症状表现，研究者分别探讨了侧重点不同的认知行为疗法对这些症状的干预效果。

对于癌症复发恐惧中与创伤后应激障碍相似的症状，长期暴露疗法或认知加工疗法可能可以减轻个体的症状。长期暴露疗法强调让来访者重复受到创伤记忆的刺激并正视自己对创伤的恐惧，具体操作是让来访者用语言描述自己的创伤记忆，并在增加内外部线索的同时不断重复描述的过程，通过让来访者听自己的语言描述而让其不断暴露于创伤记忆中。而认知加工疗法强调挑战来访者对创伤和未来的信念与意义解释。但目前还没有实证研究证明这两种疗法对癌症复发恐惧中与创伤后应激障碍相似的症状的干预效果。

对于有广泛性焦虑障碍的癌症患者，他们的癌症复发恐惧症状表现更多的是对癌症复发的过度担心，针对这类患者基于认知行为疗法的担心管理疗法效果较好。该疗法包括放松训练、认知重构和想象暴露等内容，该疗法的临床效果得到了实证研究的证实。

4. 认知存在疗法（Cognitive-Existential Therapy）

认知存在主义疗法表明个体因创伤经历造成世界观的瓦解，可能会导致个体产生心理障碍，但当个体重构信念或生命优先、寻找创伤的意义时，个体就能发生积极的改变。因此该疗法通过使用认知重构技术、提高问题解决和应对技能帮助癌症患者降低癌症复发恐惧水平，让患者在支持性环境中增强创伤后成长体验。有研究者探讨了其他形式的认知存在团体治疗技术对乳腺癌和卵巢癌患者的癌症复发恐惧的干预作用，结果发现干预后患者的癌症复发恐惧水平和癌症相关的心理障碍得到显著改善、患者的生活质量有显著提高。

5. 支持性疗法（Supportive Therapy）

如前所述，癌症患者的社会环境通过是否允许个体讨论癌症，来影响个体对害怕癌症复发的自我表达，从而影响他们的心理健康。支持性疗法如支持性咨询、支持小组和治疗性写作指导等支持性疗法为癌症患者提供患者所处社交网络以外的社会环境，在这个环境中患者拥有自由地进行自我表露的机会。还有研究者开发了针对癌症患者及其伴侣进行干预的伴侣干预疗法，该疗法帮助癌症患者及其伴侣提高与对方进行有效情感表达的能力，以及对讨论心理障碍相关主题的容忍性。

6. 正念和接纳与承诺疗法（Mindfulness and Acceptance and Commitment Therapy）

"正念"一词来源于佛教信仰，这个概念是指"将注意力和意识集中于当下的事件和体验"。正念疗法在提高身体与心理健康方面的有效性已得到实证研究的证明。在癌症患者领域，有研究者采用随机控制组实验设计，发现相比于常规护理组，采用正念减压疗法（Mindfulness Based Stress Reduction, MBSR）的乳腺癌患者报告了更低水平的抑郁、焦虑和癌症复发恐惧。目前尚未有研究探讨接纳与承诺疗法对癌症复发恐惧的干预作用，但已有研究证明该疗法在改善卵巢癌患者的情绪和生活质量方面优于常规治疗，因此该疗法可能对于缓解癌症复发恐惧有一定的作用。

第八节　自杀

自杀是一个全球性的公共健康问题，世界卫生组织发布的《全球卫生估计》对世界范围内因疾病和伤害造成的死亡率进行了全面评估，在 2015 年，估计有 78.8 万人死于自杀；更多的人试图自杀（但并未死于自杀）。自杀占全球死亡总数的近 1.5%，使其成为 2015 年第 15 大死亡原因。自杀指的是由自杀性伤害行为造成的死亡，并有因该行为而死亡的意图。与自杀相关的概念也包括自杀企图、自杀意念和自杀行为。自杀企图被定义为一种非致命的、自我导向的、具有潜在伤害性的行为，即使该行为没有导致伤害，也有因该行为而死亡的意图；自杀意念的定义是思考、考虑或计划自杀；自杀行为指的是考虑自杀方式，做出自杀准备，采取结束生命的行为。

癌症作为一种慢性疾病，长久且持续的治疗会使患者产生严重的心理困扰，如害怕死亡、痛苦、不良反应、预后不佳、家庭和社会角色改变等，这些心理困扰可能导致患者产生自杀意念。在癌症患者中，自杀倾向呈逐年上升趋势，癌症患者自杀占癌症患者全部死因的 0.5%。有研究显示，我国住院自杀者中以癌症患者居多，自杀意念对自杀行为具有可预测性，且比自杀行为更常见。癌症患者的自杀企图和自杀行为不仅给患者家属、其他住院病人以及医护人员带来极大的负面心理影响（比如心理痛苦、羞愧和自责的情绪），也容易引发医疗纠纷等社会问题。除了自杀死亡，自杀念头和自杀企图也值得注意。自杀意念和自杀企图是自杀死亡的重要预测因素，可能导致诸如受伤、住院和丧失自由等消极后果，并给社会造成严重财政负担。

一、风险因素

自杀计划和自杀企图具有不同的社会人口统计学和临床相关性，性别、年龄和地域等因素会影响自杀率，并且这些因素对自杀率的影响是交互的。

1. 自杀意念

自杀意念是自杀死亡风险的基础。一项针对我国住院癌症患者的研究发现，自杀意念的总发生率为21.6%。尽管存在文化及社会背景的差异性，该发生率与发达国家如日本（8.5%—22.2%）、美国（7.8%—26.2%）等住院癌症患者自杀意念发生率总体相似。关于自杀意念动机，国内外研究均表明生理因素（生活质量下降及预后不良）、心理因素（自责、愧疚、孤独感等）及社会因素（经济压力）等是癌症患者自杀意念发生和发展的主要危险因素。这表明，住院癌症患者的自杀意念值得高度重视，并需要从生理、心理及社会等多维度满足癌症患者的合理诉求。

2. 性别和年龄

自杀贯穿于整个生命周期。当按年龄分层时，无论男女，70岁及以上的成年人自杀率最高。然而，尽管儿童和青年的总体自杀率较低，但自杀在这些年龄段的死亡原因中所占比例过高。例如，自杀是15—29岁人群的第二大死亡原因，是15—19岁年轻女性的主要死亡原因。

女性癌症患者自杀意念的发生率略高于男性。有研究显示，在直肠癌患者中女性自杀意念发生率高于男性，对于膀胱癌、部分消化系统癌症（如食管癌、胰腺癌、胃癌等）患者，男性自杀意念发生率高于女性。也有研究发现，男性癌症患者更能感知到由身体机能不良引起的对他人负担感的增加，女性则更倾向于寻求帮助，并从社会或团体组织中获益。我国一项对住院自杀患者病例特征分析的研究指出，住院自杀患者女性多于男性可能是受我国男尊女卑传统观念影响，处于弱势地位的女性群体求助力量相对薄弱且缺少利用社会资源的意识，便通过自杀寻求解脱。

3. 精神障碍

人们通常认为，自杀与精神障碍相关。的确有研究表明超过90%的自杀者有精神障碍，但是事实上绝大多数精神障碍患者（超过98%）并不是死于自杀。在发达国家，最能预测自杀企图的精神障碍是双相情感障碍、创伤后应激障碍和重度抑郁障碍；而在发展中国家，最具自杀预测性的精神障碍是创伤后应激障碍、行为障碍和药物滥用/依赖。另外，对这些数据的进一步分析表明，这些精神障碍与自杀未遂之间的相关主要是由于精神障碍能够预测自杀意念的形成。当只分析有自杀意念的个体时，精神障碍对自杀未遂的预测变得非常弱。

4. 心理状况

除了精神障碍之外，心理状况也已经被证明会影响自杀率。例如，抑郁、绝望和冲动也通常被认为是预测自杀意念和自杀企图的重要心理变量。癌症患者患上抑郁症会导致住院时间延长，治疗依从性差。一项英国的调查显示，仅有一半患重度抑郁症的癌症病人与医生讨论过自己情绪低落问题；三分之一的病人接受过抗抑郁药物治疗，其中只有极少数病人坚持接受足剂量和足疗程的治疗，还有极少数病人接受心理治疗或求助精神健康服务。而严重的抑郁症是判定癌症病人自杀倾向的重要指标。因为抑郁是自杀意念最强有力的预测因子之一，但抑郁无法区分那些试图自杀的人和那些有自杀意念但没有试图自杀的人。与抑郁障碍一样，绝望一直以来被研究证明是自杀和自杀企图的前瞻性预测因素，有过自杀意念的人更有绝望感。冲动在自杀中的作用特别值得关注，因为冲动长期以来被定义为自杀企图的一个关键风险因素。事实上，一个普遍观点是冲动性加速了从想法到行动的转变，所以它经常被定义为从自杀想法到自杀企图的一个关键临床因素。

然而，也有研究者对这些传统临床观念提出了质疑。比如最近的一项元分析发现，冲动是自杀企图相对适中的预测因素。研究还发现，自杀未遂者的冲动性并不比那些有过自杀意念而没有自杀企图的个体高，尽管这项研究同时还发现，那些有过自杀意念或自杀企图的个体的冲动性比那些没有自杀史的个体高。综合来看，自杀倾向与自杀意念相关，自杀倾向对自杀企图或死亡的预测程度似乎与其对意念的预测程度相同。例如，美国的一项大型流行病学研究发现，与从未有过自杀倾向的人相比，有自杀意念的人群中精神障碍的比例要高得多。

5. 性少数群体

除了上述因素之外，也有研究报告性取向或性别少数群体（即女同性恋、男同性恋、双性恋和变性者）有自杀意念和自杀企图的风险增加，这一趋势在世界范围内都是一致的。与异性恋的青少年和成年人相比，全球范围内 LGBT 群体的自杀未遂率更高；

双性恋倾向的个体与同性和异性恋同龄人相比，有自杀企图和自杀意念的风险更高。

6.癌症患者自杀的特异性风险因素

癌症患者作为自杀的高危人群，拥有特异性的自杀风险因素。研究显示，癌症患者的自杀风险约为健康人群的 2 至 4 倍，随着疾病严重度的增加，癌症患者自杀的危险性也增高。一项针对我国癌症患者的研究采用自杀可能性量表筛选出有自杀意念的人群，随后采用半结构式深度访谈法收集资料，结果发现癌症患者的自杀风险因素主要有：

（1）生理因素

在躯体症状方面，癌细胞导致躯体疼痛、影响睡眠；化疗药物的不良反应，包括食欲不振、呕吐、疲劳等；有些癌症因为治疗的需要，会导致功能的丧失、形象的改变；还有一些患者被各种并发症困扰，生存质量显著下降，从而引发自杀意念。

在疾病预后方面，随着医学技术的发展，癌症患者的癌生存期显著延长，化疗效果也因人而异，这种情况下病情反复成为了癌症治疗的最大特点。如果化疗放疗效果不是很好，导致疾病继续发展，或者由于患者本人对疾病的了解，从而预见到不良的后果，极易导致患者产生自杀意念。更有些患者认为得了癌症就相当于判了死刑，因预见或想象可能遭受的痛苦而不愿意面对，于是认为自杀是自己最好的归宿。

（2）心理因素

可能影响癌症患者自杀的心理因素包括累赘感、孤单感、愤怒、自责、生命无意义感。对于很多患者而言，明显的累赘感可能影响患者的自杀意念。随着患病时间延长，需要家属耗费大量时间精力照顾自己，给家人造成的生活不便等因素使患者产生累赘感，加重了负性情绪。部分患者为避免对家人造成困扰，因而产生了自杀意念。比如："我不想拖累儿子，已经花了几十万了。我行动不便，全靠儿子和他同事照顾，活着一点用都没有。"

癌症患者的愤怒主要表现为不能接受现实，对目前情况的一种强烈的不满。有的患者是针对社会现状、生活上的不如意及对命运的无奈、不公而愤怒，也有些患者对医务人员、医疗现状表示不满。也有一些患者会产生自责，在生病以后，会回忆过去并对过去做一个总结，自己为什么会生病，这一生过得怎么样。当然更多的是对过去的一种反思，想到自己在事业、家庭、生活上曾经可能犯过的一些错误，这些可能会使患者出现后悔、自责的情绪。

患者对于自己的生命感到无意义也是导致自杀形成的重要因素。生命是追求幸福、实现自我价值的过程，但是遭遇到重大疾病时，生命的意义会被重新定义。患者的自我价值降低、自我实现受限，因而产生低落的情绪甚至自杀的想法。

二、自杀的形成机制

全球流行病学研究发现，抑郁和绝望能够有效预测自杀意念，但将尝试自杀与没有尝试过的拥有自杀意念的个体相比，抑郁和绝望对尝试自杀个体的预测作用几乎为零。事实上，大多数被研究提及的自杀危险因素预测的是自杀意念，而不是自杀行为，因为大多数有自杀意念的人不会继续尝试。因此，自杀的想法是如何、何时变成潜在的致命尝试，这个问题无论对于相关理论完善还是临床实践都至关重要。

针对这一需求，有学者提出了自杀从思想到行动的框架。从这个角度来看，自杀意念的发展和从自杀意念到企图的进展应该被看作是不同的过程，具有不同的预测因素和解释。首先要改变的是研究设计。以往的大多数关于自杀的研究都将自杀者与非自杀者进行比较，因为所有（或几乎所有）自杀企图的个体也都拥有自杀意念，这种研究设计让自杀意念的预测因子也变成了自杀企图的预测因子。因此，将自杀企图与自杀意念进行比较的研究也渐渐成为主流。从想法到行动的框架也与传统自杀理论有所差异。自杀理论强调了许多不同的因素，包括心理痛苦（压倒一切的心理痛苦）、社会隔离、逃离厌恶的自我认知和绝望。尽管这些理论在激发思考、推动研究和推进该领域方面非常有帮助，但它们也有一个特殊的局限性，那就是都没有为自杀意念的发展和从意念到尝试的进展提供清晰的解释。

一个重要的理论进步是乔伊纳（Joiner）提出的自杀人际关系理论，这一理论对自杀欲望和自杀行为提出了解释。特别是，该理论认为组合感知负担和低归属感（以及对这些感知的绝望）产生了自杀的欲望，而根据自杀欲望采取行动的能力要求一个人克服对死亡和痛苦的恐惧，这是自杀企图的自然组成部分。虽然人际关系理论的细节已经得到了重要的研究，但是克朗斯基（Klonsky）等人认为理论框架本身也是一个重要的贡献，并且认为乔伊纳的理论是第一个定位在"想法－行动"框架的自杀理论。实际上，乔伊纳的理论似乎衍生出了基于"想法－行动"框架的其他理论。比如说，奥康纳（O 'Connor）的动机－意志综合理论代表了第二种想法－行动框架的理论。动机－意志综合理论认为，失败和诱骗是自杀意念的主要成因，而获得能力以及其他因素（如获得自杀手段、计划、冲动）则预测和解释了从自杀意念到自杀企图的过程。除了指导研究和理论之外，"想法－行动"框架还应该为预防和风险评估等应用领域提供信息。例如，预防和治疗方案应区分哪些干预目标和干预机制是针对自杀意念，哪些旨在阻碍从自杀意念到自杀企图的发展。值得注意的是，以上总结的研究主要是相关研究，未来的研究可以考虑使用前瞻性设计来明确识别自杀意念和自杀企图的风险因素。

为了提高对自杀、自杀行为和自杀意念的理解和预测，有研究者开发了自杀三步理论。该理论利用了从想法到行动的框架，借鉴了以往的研究和理论，并提供了一个简约的、可测试的自杀模型。自杀三步理论的关键构念是痛苦和无望、连通性和自杀能力。如图 1-1 所示：①自杀意念的形成与发展。走向自杀意念的第一步从痛苦开始，疼痛通常（但不一定）意味着心理或情感上的痛苦。但是仅仅是痛苦本身不会引起自杀的念头，痛苦的人希望自己的处境能改善、痛苦能减轻，会努力让自己的未来能减轻痛苦，而不是自杀。因此，绝望也是发展自杀意念的必要条件。也就是说，如果一个人的生命中包含了相当大的痛苦，并且他觉得疼痛没有改善的希望，他就会考虑结束自己的生命。简而言之，痛苦和绝望的结合是导致自杀意念的原因。②产生中等程度至强烈的自杀意念。当痛苦的负面影响超过连结性的保护作用时，就会发生可能致命的自杀行为。连结性可以是指与他人的联系，也可以是与兴趣、角色、项目或任何目标感或意义感的联系，这些都能让人在生活中不断投入。如果连结性大于痛苦，经历痛苦和绝望并考虑自杀的人只会有中等的自杀意念（例如，"有时我认为我死了可能会更好"）。但是如果痛苦感淹没了所有连结性，那么自杀意念就会变得强烈（例如，"如果我有机会，我会自杀"）。③从自杀意念到自杀企图发展。大多数有自杀意念的人不会尝试自杀，因此第三步阐述了强烈的自杀意念导致自杀的条件：个体是否有自杀企图的能力是关键决定因素。乔伊纳认为，对死亡的恐惧是一种强大的本能，即使经历强烈的自杀意念，个体也很难尝试自杀。因此，个体只有发展了克服这一障碍的能力，才能尝试自杀。这种能力是通过经历了痛苦和挑衅性的事件而发展和增强的，这也会增加一个人对痛苦、伤害和死亡的耐受性。第三阶段拓宽了这个构念，并提出了三类导致自杀能力的变量：性格、获得（即已有经验）和实践。

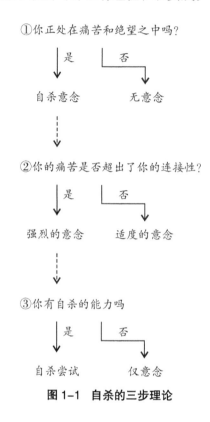

图1-1　自杀的三步理论

三、干预方法

自杀意念和自杀行为目前依然较难干预，目前还没有较好的高效治疗方法。然而在减少自杀想法和行为方面，部分心理治疗方法相较于其他干预方法效果更好。

1. 辩证行为疗法（Dialectical Behavior Therapy, DBT）

辩证行为疗法由玛莎·莱恩汉（Marsha Linehan）教授于1991年创立，它聚焦于对自杀和自伤的个体进行治疗。其治疗核心是帮助人们提高对消极感受的耐受力、学会自我接纳并增强应对能力最终减少情绪失调和行为异常发生的可能性。正念是DBT治疗中的重要一环，其主张以不加评判的、接纳的态度来觉知当前发生于身心内外事件的体验。莱恩汉教授认为，来访者因为太过害怕自己的消极情感，所以经常急于采用一些适应不良的方式加以避免，因此正念可以帮助他们提高对消极感受的耐受力，从而减少冲动、提升有效应对能力。DBT 主要通过正念、痛苦耐受、情绪管理和人际技能四个模块来起作用。该疗法是一种结合了行为和接受策略的多模式治疗。辩证行为疗法是针对有大量自我伤害和自杀行为历史的人群开发的，它主要基于边缘型人格障碍的样本。随机对照试验发现接受 DBT 疗法的患者自我伤害程度较低，自杀企图降低，生活质量得到改善。

2. 自杀预防的认知疗法（Cognitive Therapy for Suicide Prevention, CT-SP）

认知心理学家贝克提出认知模式（见图 1-2），在一个特殊的情境，一个人的根本信念影响他（她）的知觉，继而影响其情感及行为。其中，核心信念是关于自己最核心的观念，这些观念存在于人的头脑中且根深蒂固，有正面与负面之分。正面的核心信念诸如"我是受人欢迎的""我的未来是有希望的"，而"我一文不值""我注定只会痛苦"等则属于负面的核心信念。中间信念包括人的态度、规则和假设。其次是检验并诘难错误信念，这是认知疗法的核心。在治疗过程中鼓励患者将自己的既有信念当作假说看待，并设计方法来调查、检验这种假设。

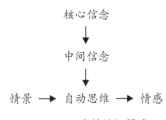

图 1-2 贝克的认知模式

而自杀预防的认知疗法是建立在贝克的认知理论的基础上，认为自杀是由患者的无望感和功能失调的自动思维导致的。因此，CT-SP 疗法侧重减轻绝望，评估和挑战患者假设的准确性，并为患者提供应对策略和解决问题的技能。随机对照试验发现，接受 CT-SP 治疗的患者在治疗后 6 个月和 18 个月随访时，自杀念头更少，自杀企图更少。

3. 自杀风险的协同评估和管理（the Collaborative Assessment and Management of Suicide Risk, CAMS）

自杀性协同评估和管理是雅各布斯（Jobes）开发的一个半结构化心理治疗框架，受到哲学和特定治疗策略的指导，在评估和治疗主观潜在因素的同时，扩大患者和治疗师之间的积极合作或者自杀的驱动因素。驱动因素指的是患者主观认定的困难和挑战，这些困难和挑战使得人们考虑自杀。治疗师和患者共同参与评估和干预过程，旨在降低患者自杀风险。该方法是一种相对较新的自杀行为治疗方法。CAMS 采用一种协作性、非评判性的方法，强调患者和治疗师之间的积极合作，专注于发展一种强大的治疗患者关系，作为与患者一起设计和实施治疗计划的基础，患者和治疗师协作开发一种针对自杀的治疗方法，以持续识别、定位和治疗导致患者自杀倾向的因素的计划。研究发现，CAMS 可以迅速降低广义上的自杀倾向，治疗效果可以持续 50 天。一项随机对照研究发现，CAMS 对治疗自杀意念有效，且 CAMS 患者在治疗 12 个月后有持续改善。这些研究表明，CAMS 可能是治疗自杀意念的有效方法。后续的更大范围和样本的 CAMS 试验目前正在进行中。

四、预防方法

对于自杀意念和自杀行为的干预倾向于采用个人以及团体模式，但是一些预防自杀的关键方法也可以在社区或政府层面实施。这些方法包括限制自杀手段、医生教育和以学校为基础的项目。有一个普遍的观点是如果一个试图自杀的人选择的方法被阻止了，他 / 她会找到另一种方法继续，但事实上并非如此。一项研究综述发现，大多数有过严重但非致命的自杀企图的人不会再次尝试，并且有存活率高达 93%。自杀危机是由极度痛苦、绝望和其他痛苦的情感和认知状态引发的，这些状态的本质是随着时间的推移而起伏的，当达到峰值时，自杀危机就会发生。如果一个人能在自杀危机中保住性命，那么这个人在近期或者将来很长一段时间内都很可能不会再次试图自杀。因此，在预防自杀方面，可能没有比大规模限制自杀手段更有效的方法了（比如禁止枪支）。医生对患者进行抑郁症评估和管理教育的方法已经可以更好地检测出有自杀意念的患者，并减少他们的自杀率。因此，像限制手段一样，应该重视医生教育项目，并将其看作全球自杀预防努力的一个关键组成部分。此外，旨在增加自杀知识、降低自杀风险和帮助高危人群的学校项目受到了越来越多的关注，这类项目在提高对自杀知识的了解和减少自杀意念和企图方面取得了一些有希望的结果。

而基于癌症患者的特异性，不同类型的医院会倾向于选择不同的自杀预防和干预措施。文献资料表明，精神病医院由于其疾病的特殊性，在预防患者自杀方面有其特殊性，通常会对精神病患者实施自杀观念与行为的动态评级、制备自杀档案、专业防自杀的分类护理、启用自杀预警机制、健全规章制度等举措。综合医院则通过培训临床疏导员、增强安全制度等来预防高危患者自杀。

癌症患者的自杀预防通常与综合医院的措施相近，预防对策多为：管理者关注自杀高危人群，做好环境安全管理，培训心理护士；医护人员评估科室环境安全，进行安全告知、保护性观察和有效沟通；患者家属提供良好的社会支持、保持警惕等。例如，中山大学肿瘤防治中心成立了心理舒缓专科小组，试行以专职心理护士为主导的预防患者自杀的系列管理制度、流程和措施，并取得了良好的成效。自杀预防方案分五步：

第一步，成立心理舒缓专科小组并进行培训。配合临床心理联络员，关注本病区患者的心理状况，甄别存在心理困扰的患者，发现问题，及时上报专职心理护士并提出心理会诊；第二步，全体护士学习相关制度和知识技能。健全自杀防范规章制度，建立《自杀防范规章制度》及《患者自杀后紧急处理流程》，制定《自杀风险初步评估表》供临床一线护理人员学习、应用；需要时请专职心理护士介入进行自杀风险评估；定期安排继续教育，提高护理人员辨识自杀高危因素，掌握自杀事件发生后的紧急处理流程；及时总结经验教训；第三步，规范相关工作流程、标准和内容。制定工作流程和自杀高风险患者护理环境安全监察标准，妥善安置自杀高危患者，加强患者的社会支持；第四步，加强环境及设施的安全管理。加强病房设施安全管理和医院内环境安全管理，确认医院内自杀高危地点并加以改造；第五步，扩大医院文化建设内涵。为患者提供系列特色活动，鼓励患者与他人的交流，定期安排患者参加院内心理舒缓活动，频率为每周1次，包括学习八段锦、轻松下午茶、同行治病路、音乐治疗等系列特色活动；提倡不责备的文化，当自伤、自杀事件发生时，避免责难，及早为患者、家属或陪伴者、当事工作人员提供相应心理辅导和支持；强化工作人员的服务理念和技能。总的来说，提高医院医护人员对自杀行为的认知水平是保障安全的基础，同时增强护士的观察能力是保障患者在院安全的重要措施。

除此之外，有研究表明，对于重度自杀倾向伴抑郁症癌症患者给予药物治疗并配合心理治疗可获较好效果；对于终末期癌症患者中有明显偏执狂状态、自杀倾向、自杀未遂或严重激动不安者，以及抗抑郁剂无效者，在无严重的心脑疾患情况下，可给予电休克治疗。

第二章 理解自悯

第一节 自悯的概念

悲悯（Empathy）是人类的优秀品质之一，指的是个体对他人在遭遇困难或压力性事件之时体验到的情绪情感，通常由他人的痛苦经历唤起，进而引发个体的助人行为以减轻他人的痛苦。而自悯（Self-Compassion，也译作"自我同情""自我怜悯""自我关怀"等，本书称为自悯）是指向自我的悲悯，意即个体对自身在身处困难环境时对自己的关怀与理解。值得一提的是，个体指向他人的悲悯水平与其指向自我的悲悯水平之间并不存在显著关联。这意味着，善于帮助他人减轻痛苦的个体在面临自身痛苦遭遇时，并不一定能够对自己报以同样的悲悯和关怀并善待自己。

作为一种保护性的心理特质，自悯包含三对相互对立的成分：自我友善（Self-Kindness）与自我批判（Self-Judgment）、普遍人性感（Common Humanity）与孤立（Isolation）、正念（Mindfulness）与过度认同（Over-Identification）。自悯的概念成分与我国传统文化颇有相通之处，例如，"自我关怀""普遍人性"等之于佛教主张的"正觉""修慈悲心"，"正念"等之于心学主张的"心之体""心外无物"等，均可相互印证。自我友善是以宽容、共情、温暖和耐心的态度对待生活的各个方面特别是失败与痛苦；而自我批判是以敌对、贬低、批判的视角审视自己，否认自我的感觉、思想、冲动、行为甚至个体价值。普遍人性感是自悯的核心成分，指的是能够认识到所有人都可能面临失败、痛苦和不完美，它包含了对自己的谅解，在对自我局限与不完美的接纳过程中逐步达到完满；相对应地，孤立指的是个体误认为只有自己会经历痛苦和失败，因此在面临失败或痛苦时，采取退缩的方式，切断与他人的联系，将自己孤立起来。为了使悲悯扩展到自我，个体必须首先承认自己正在经受的痛苦，而正念包含了个体对当前经验的意识、注意以及接受，则可以帮助个体对当下深层次体验，减少由于自我评估和对未来担忧所带来的困扰；相对应地，过度认同包含了对于自我局限性的不断反刍，将个体的注意力集中在自我局限，从而阻碍个体对当下的深层次体验，夸大失败的严重性。值得说明的是，自悯概念中所包含的正念成分与传统的正念概念有所差异。传统的正念更多指的是个体能够平静对待自己的所有经历并接纳它们，包括当下经历和过去经历，也包括积极经历和消极经历。而自悯中的正念成分则主要关注在遭遇困难或压力性事件之后个体所持的正念态度。因此，相较于传统的正念，自悯概念中所包含的正念成分则更加具体化。

一、自悯的定义

自悯指的是像对待正在遭遇困难的朋友一样对待自己。想象一下，当你的好朋友做错了某件事情、无力解决困难或者当下面临严峻的生活挑战，你会如何对待他呢？在大多数情况下，我们会强调要以善意对待处于困境中的朋友、家人和邻居。然而，当我们自己面临困境或挑战的时候，我们能够采取同样的方式、抱有十足的善意来对待困难境遇中的自己吗？但可惜的是，在很多情况下，恐怕我们很难做到像对待朋友一样友善对待自己。而自悯正是在我们自己需要的时候（例如遇到苦难时），学会让自己成为自己的朋友，以一个相伴的盟友身份而非敌人身份出现。

常言道"己所不欲，勿施于人"，但我们往往并不会像善待朋友一样善待自己。想象一下，如果你最好的朋友在被她对象抛弃之后给你打电话，你们的对话可能是这样的：

"喂"，你拿起电话说，"怎么了？"

"我太难受了"，她哽咽着说，"你还记得上学期我跟你说过的那个学长吗？他是我长这么大第一个这么喜欢的人，结果他昨晚跟我说他只想跟我做朋友，还说他照顾我只是因为把我当妹妹。我要崩溃了。"

你叹了口气，说："嗯，说实话，这可能是因为你又胖又丑又无聊，更不用说又穷又不独立，而且你的成绩还差得要死。我要是你现在就放弃，因为根本不可能找到一个会爱你的人。照照镜子，说实话，你不配！"

你会这么安慰你所关心的人吗？当然不会。但奇怪的是，如果遭遇这个问题的人是我们自己，可能这正是我们会对自己说的话，甚至更加难听。而自悯能够帮助我们改变对自己说话的方式，就像安慰自己的好朋友那样安慰自己："你还好吗？你一定很难过。别管别人怎么说，你在我心里是最好的，天涯何处无芳草，你会遇见一个更好更值得你爱也爱你的人。我会一直陪着你，有什么我能为你做的吗？"

虽然自悯可以简单理解成像对待一个好朋友一样对待自己，但是更准确的定义包含三个核心要素，即在自己承受痛苦的时候保持自我关怀、共同人性和正念。

（1）自我关怀

当我们自己犯错或者遭受失败时，我们更容易陷入自责而不是支持和肯定自我。可以想一下我们身边能够做到慷慨、关心他人的人，却总是在自己面临困境的时候对自己严苛到近乎自毁的地步。自我关怀则能够抵制这种倾向，使得我们能够像关心别人那样关心自己。在注意到个人缺点或者个人错误的时候，我们不再对自己严厉批评，而是支持和鼓励自己，避免攻击和斥责自己的不足，给自己温暖和无条件的接受，尽量保护自己免受伤害。

（2）共同人性

共同人性强调一种人与人之间相互联系的感觉，也是自悯概念的核心。值得注意的是，人无完人，每个人都会失败、犯错误、在生活中经历困难。而共同人性教会我们遵从一个不可避免的事实，即：每个人都可能在承受生活的痛苦，无一例外。虽然这个道理似乎很浅显，但我们却很容易忘记。我们时常会陷入这样一个陷阱：相信事情"本该"顺利进行，如果进展不够顺利的时候，那一定是哪个环节出了什么问题，然而，在日常工作和生活中，犯错和痛苦体验是我们每一个人都不可避免的。但我们在面对这些问题时，却并不能够保持理性。相反，我们不仅遭受痛苦，还在痛苦中感到孤独。当我们能够记起痛苦是人类共同经验的一部分时，痛苦的每一刻都转化为与他人联系的时刻，例如，"我在困难时期所感受到的痛苦，和你在困难时期所感受到痛苦是一模一样的"。虽然环境不同，痛苦的程度也不同，但人类痛苦的基本经验是一样的。

（3）正念

正念指的是采取一种中立且清晰的态度冷静看待自己当下的经历。这意味着，我们要对当下的现实保持一种开放的态度，允许我们自己的所有思想、情感和感觉没有阻碍地被自我所觉知。为什么正念是自悯的重要组成部分？原因就在于，当我们遭受痛苦的时候，我们需要有足够长的时间，用关心和善意来面对、承认、接纳我们的痛苦和失败。虽然在每个人的生活中，痛苦都是显而易见的，但许多人并不愿意承认自己有多痛苦，特别是当痛苦来源于对自我的批评。又或者，当个体在面对生活中的挑战时，人们也会常常陷入马不停蹄解决问题的模式中，以至于无法停下来思考这一刻自己的心里有多难受。与避免痛苦想法和情绪的倾向相反，即使是在不愉快的时候，正念也允许我们面对我们经历的真相。同时，正念也可以防止我们的消极想法或感觉被同化和"过度认同"，防止我们沉浸在自我厌恶的反应中无法自拔。

与正念相反，反刍是一种反复关注自身消极情绪及相应事件的思维方式，诺伦·侯萨玛（Nolen-Hoesksema）将反刍定义为：个体将注意力集中在自身的消极情绪及潜在原因的想法和行为表现上。可见，反刍是一种适应不良的反应模式。过度反刍会缩小我们的注意范围，夸大失败经验，例如"我不仅失败了，我还是个彻头彻尾的失败者，我不仅让其他人失望了，我的生活也令自己感到十分失望。"然而，当我们用心、用正念来观察自己的痛苦时，我们可以更加客观、不带夸张地认识到自己的痛苦，使得我们对自己和生活有一个更明智、更客观的看法。要实现真正的自悯，正念正是我们需要迈出的第一步，我们需要以一种镇定的、新的处事方式，培养一种可以爱的状态，来改变我们与自己的关系、我们与周围世界的关系。

自悯的上述三个基本要素还有另一种表达方式：爱（自悯）、连接感（共同人性）和存在感（正念）。当我们处于一种充满爱、充满连接感和存在感的精神状态时，我们与自己、他人和世界的关系也会随之发生改变。

二、对自悯理解的误区

人们通常会疑惑，自悯究竟是不是一种好的品质？或者自己究竟能不能够成为一个自悯的人？虽然在当前的文化环境中，自悯并不能算作一种美德，这一点会使得我们疑虑对自己表示友善是否合适。而这些疑虑往往会阻碍我们培养自悯能力，因此，在开始正式的自悯训练之前，我们需要对这些理解误区进行仔细的观察和认真的思考。

1. 自悯等同于自怜

对于自悯最常见的担心是，自悯是否是自怜的一种形式。而实际上，自悯可被看作自怜的解药：自怜是一种"可怜我"的呼救，而自悯却旨在让人意识到所有人的生活都存在艰难的时刻，而自己事实上并不可怜。研究表明，自悯的人并不会过多专注于自己的困扰、思考糟糕的事情，而是以理性观点为依据。因此，自悯的人通常处于良好的心理健康状态中。当我们自悯时，我们会意识到每个人都可能不时遭遇苦难（共同人性），并且我们并不会夸大所遭遇的痛苦（正念）。对于自悯的另外一个常见误解是，自悯会使得我们变得更加脆弱。然而事实上，自悯是我们内在力量的可靠来源，当我们遇到困难时，自悯能够给予我们勇气并增强心理弹性。大量研究表明，自悯水平较高的个体能够更好地应对离婚，创伤或慢性疼痛等艰难情况。

2. 自悯会使人以自我为中心

有些人担心，仅仅关注自己而不是关注其他人，他们会变得以自我为中心或者自私。但自悯实际上可以使我们在人际关系中付出更多。研究表明，自悯的人在恋爱关系和婚姻关系上会更倾向于关心和支持，在恋爱冲突中更容易妥协，对他人更富有同情心和宽容。

3. 自悯会使人放纵

尽管许多人担心自悯意味着自我放纵，但事实恰恰相反。自悯使我们倾向于追求长期的健康和幸福感，而不是片刻的愉悦（就像一个自悯的母亲不会让孩子吃掉她想要的所有冰淇淋，而是多吃蔬菜和水果）。自悯的人会选择更健康的行为，例如运动，饮食健康，少喝酒以及更规律地去看医生。

4. 自悯可能破坏个体取得成就实现成功的动力

人们可能会疑惑，自悯是否会使人无法实现自己想要的生活目标。人们通常认为自我批评是驱使我成功的动力，而自悯是否可能会破坏他们取得成就实现成功的动力？大多数人会认为，自我批评是保持自己进步的有效动机，但事实并非如此。自我批评往往会破坏个体的自信心，并导致对失败的恐惧。如果我们能保持自悯的话，我们仍然会有动力去实现自己的目标，不是因为我们不够，而是因为我们关心自己，并希望发挥我们的全部潜力。研究表明，自悯的人具有很高的个人水准；他们失败时就不会自暴自弃。这意味着他们不惧怕失败，更有可能重试并在失败后继续努力。我们可以通过如下自悯练习，深入体会自悯的概念。

三、自悯的特性

自悯的第一个特性是下定决心让自己变得富有同情心。也就是说，我们被鼓舞（或者是自发地）成为一个富有同情心的自己，并从内心深处认为这是有价值的。同情应该被视为自我成长与发展的一种途径。

自悯的第二个特性是提升大脑对于自己感觉和想法的敏感性，其中也包括了我们自己对于自身需要的敏感性。如果我们无法敏锐地觉知到自身的痛苦、悲伤、需求与需要，那么对于做到对自我的怜悯也会变得更加困难。因此，我们需要学习在自己的想法和感觉出现时如何及时觉察到它们。需要注意的是，并不是对事情做出反应就可以被称为"敏感"。例如，当我们遭遇因为外界批评而感到沮丧时，我们可能会感觉"我们对于批评很敏感"，但这句话的深层意思是"我们在遭遇批评时才感到脆弱，并对其做出一些特定的行为（例如感到悲伤）"。而"敏感"更多地意味着"自己能够怀抱着开放的态度和觉察的能力对事件做出反应"。

自悯的第三个特性是保持对自己痛苦和他人痛苦的开放性。这意味我们能够保持被痛苦触动、感动并发展出同情的一种能力。同情也可以看作一种对他人情绪或状态的情绪性反应，例如，当我们看到别人受伤，我们也会感同身受。不仅如此，当我们被他人的成长或幸福所感动时，我们也能感同身受。

自悯的第四个特性是能够做到对情绪的包容。做到这一点才是真正实现了对自身感觉的开放性。我们会体验到各种各样不同的情绪，时而伤心，时而生气，时而焦虑，时而快乐。但很多时候，我们可能会想要否定我们的情绪并从中逃离，抑或是将这些情绪隐藏和压抑起来。但当我们能够真正做到自悯的时候，我们也会学着怀抱开放的心态，去忍耐、接受甚至是善待我们的情绪，特别是负性情绪。因此，自悯的核心也在于学会忍受情绪，接纳情绪，向情绪妥协，并最终熟悉我们的情绪，不再对情绪怀有恐惧。当然这种包容也并不意味着我们不应该去改变我们对事情、他人或是自身的情绪。我们需要改变情绪，但不能采取批判、逃离或者是压抑的策略来改变情绪。相反，我们需要以开放、友善的态度面对情绪，以便更好地进行反思，培养并表达共情。

自悯的第五个特性是共情，它与我们理解和思考自己的情绪以及想法有关。我们变得开放、好奇并且具有探索精神，想要知道我们为什么产生这样的情绪或者为什么有这样的想法，这样事情才会变得对我们更有意义。当我们与他人产生共情的时候，尝试从别人的角度来思考问题，理解他们的想法和感受可能与我们不同。并且，我们也需要进行一定的心理活动来实现共情。例如，如果有人伤害了你，但你意识到他们正承受着巨大的压力，那么你不会把这件事放在心上，并原谅了他。这就是共情的表达。

自悯的第六个特性是不指责和不批判。充满痛苦的内心可能充满了对自我或他人的指责与批判，而抛弃这些指责与批判需要我们做到保持友善与正念，以观察者的角度去觉察我们的想法和感受。避免批判、压抑我们的想法，或是极力想将这些想法从脑海中清除，或者回避远离它们。我们需要学习察觉我们的情绪，同时不对它们做出反应。

个体自悯的特性可以慢慢培养。在培养的过程中，温暖的感觉以及减轻痛苦的真切希望，也会伴随我们随之一同成长。

四、自悯的技术

自悯的技术指的是自己学会采用自悯和有效的方式去引导我们的注意力、进行理性思考和客观认知，学会采用理性和自悯的方式行事，学会怀揣温暖、支持与善意去完成生活中的每一件事情。

自悯的第一个技术是注意力，它将引导我们的注意方向，包括我们看到什么、听什么、记住什么，以及我们将要采取哪种方式来完成这些事情。例如，对于一个盛了半杯水的杯子，我们可以注意到杯子空着的那一半或者杯子盛着水的那一半。类似地，当生活中发生了一些不愉快的事情或者我们对自己不满意的时候，我们可以将自己的注意力重新转移到对自己有益的事情上。培养注意力是自悯的一个非常重要的技术。

自悯的第二个技术是自悯推理或自悯认知。我们需要训练大脑，用自悯和有益的方式专注于客观思考我们自身、人际关系或是处境。当焦虑、失望或是愤怒的情绪不断反刍的时候，我们会深陷这些情绪中难以自拔，因此我们需要通过训练学会更加有效的将注意力重新聚焦于思考和推理过程，学会更加有效地对待当前的问题、情境或困难。自悯并不单单意味着对所有事情保持善待，更需要做到坦诚，还要时不时地思考自己存在的负面想法，以及痛苦的、困难的甚至有侵略性的情绪和困境。

自悯的第三个技术是发展自悯行为。自悯行为作为一种有益的行为方式，可以帮助我们解决痛苦、推动我们在人生的旅途中更好地前行。有时候，自悯行为可以是善待自我，意识到自己是否需要休息或别人的支持，然后寻求他人的帮助，或者只是用一些放松或有趣的事情去善待自己。当我们对他人表现出自悯行为时，我们会尝试做一些事情以帮助他人克服困难和 / 或实现成长。当然，自悯行为也与开放和慷慨、为奉献自己和他人而做准备有关，这些都有益于我们和他人的幸福感。自悯行为也可以帮助我们培养勇气，去更勇敢地做一些阻碍我们的事情。有时候自悯行为也需要我们去对抗焦虑、抑郁或基本的偏见，去做一些我们不想做的事情。尽管在面对消极情绪时，选择更简单的方法（例如不做任何事情）也许能暂时缓解负面情绪，但这种方式不能让我们获得长远的发展。特别是，当我们面临重大成长抉择时，自悯能够使我们保持清醒和果断，做出更好的选择。

专栏 2-1 包含了自悯相关的特性和技术，我们可以通过右侧的技术来培养左侧所对应的自悯特性。例如，如果我们想训练自己能够更敏感或者更包容地对待自己和他人的情绪，我们可以通过训练我们的注意力、认知和行为来实现这一目标。

专栏 2-1　自悯的特性和技术

自悯的特性	自悯的技术
□ 1. 培养关心自己与他人的动机，从而减少痛苦、促进成长。	□ 1. 学会有意识地将注意力集中在对我们有益的事情上，使自己处于平衡的觉察状态。培养正念注意力，利用我们的注意力来唤起有益的、富有同情心的画面和 / 或自我意识。
□ 2. 培养对自己与他人的感受和需求的敏感性（与脆弱不同）。	□ 2. 学会思考和理性评判，利用我们理性的大脑，观察证据，使自己处于平衡的觉察状态。写下并反思我们思考和评判的方式。
□ 3. 培养同情心，对他人的遭遇有所感动，在情感上接近我们的情绪、痛苦和成长的需要。	□ 3. 学会计划并实施能缓解痛苦的行为。减少自我保护的防御行为，推动我们（和他人）向自己（或他人的）的人生目标前进，从而获得成长。自悯行为常常需要勇气。
□ 4. 培养包容痛苦的情绪、记忆或处境的能力，而不是回避它们（包括积极情绪）。	
□ 5. 培养我们的内省能力，理解我们的大脑如何工作、我们为什么产生这些情感和想法。	
□ 6. 培养对自己和他人接纳、不批判、不顺从的倾向。	

专栏 2-1 提到的自悯特性和技术中的一个重要元素是尝试培养温暖和善意的感觉。有些人可能会面临一些问题：能够感知自己对待别人的善意，却无法感知自己对待自身的善意。这很正常，当我们感到痛苦时，情感系统无法良好工作，所以如果我们感受不到温暖也是人之常情。我们可能要等待情感系统慢慢运转起来。因此，自悯培养训练最好的步骤是训练自悯注意、思维与行为，从而热情和善意就会随之而来。真诚的、自悯的乐于助人不仅关乎他人，也关乎我们自己，这并非是对他人顺从或是诌媚，学会变得坚定自信或学会说"不"，实际上是非常自悯的表现。

当我们生气、焦虑、沮丧或是痛苦时，自悯特性和自悯技术可以用来帮助我们平衡、处理和化解产生的情绪、思维方式和行为。通过系统的自悯训练，能够帮助我们理解这些特性和技术的深层逻辑，以及如何帮助自己。

五、自悯的情绪调节系统

据吉尔伯特（Gilbert）的理论，人类身上存在三种基本的情绪调节系统，分别是威胁系统、驱动系统和舒缓系统。这三种系统在猫身上可以很容易地观察到。如果猫感到安全，它可能会躺在花园里的草坪上晒太阳，在人抚摸它时惬意地发出咕噜声、和其他小猫玩耍或者打瞌睡，这是猫在舒缓系统的指导下进行休息。但如果猫身边突然出现一条凶狠的狼狗，猫则会弓起脊梁，蓬松着尾巴跳起来，此时，猫的威胁系统会很快被激活，不仅全身绷紧，而且会将注意力都集中在凶狠的狼狗这个猫想要逃避的事物，进而尝试抓挠或跑掉；当狼狗走开，猫再次感到安全的时候，它会很快恢复到舒缓系统激活的状态。如果猫感到了饥饿并看到了老鼠，它会突然再次保持警觉，肌肉开始紧张，此刻猫的驱动系统即会被激活。但不同于威胁系统，驱动系统会驱使猫将注意力集中在它自己想要的东西上，并不断趋向期望目标，即抓住这只老鼠。人也如是，个体身上普遍存在这三种情绪系统，一旦这三个系统之间的调节出现问题，则会导致个体的情绪紊乱和失调。

1. 威胁系统（Threat System）

威胁系统的功能在于快速识别威胁并采取措施应对威胁（例如逃跑或是战斗）。该系统的作用过程可能会使个体产生一些负面情绪，例如焦虑、抑郁或是厌恶感。这些情绪信号在身体中传递，提醒我们要及时采取策略应对威胁。即便是面对我们所爱之人、亲密朋友，当他们对我们构成威胁，我们的威胁系统也依然会被激活。尽管威胁系统是导致个体痛苦情绪产生的根源，但它实质上是作为一种保护系统演变而来。实际上，与愉悦的事物相比，大脑会更优先考虑如何有效应对威胁。当个体处于威胁模式的时候，个体的注意力、思维、推理能力、行为、情感和动机以及表象和幻想都可以被集中在威胁上，而我们思维的各个方面都将集中于保护自身安全，也可以将其称为"威胁思维"。一旦动物和人类对应对威胁的策略感到满意，那么即使存在威胁提示，个体的自卫系统也不会被激活；只有当这些安全策略无效的时候，"威胁思维"才会重新被激活。

尽管某些安全策略可以在短期内减少威胁思维唤醒,但可能会产生长期无效的后果。

因此,威胁系统的作用在于迅速地感知威胁,进而集中注意力和调整注意力偏向,该过程可能给个体带来焦虑、愤怒或厌恶的情绪,这些情绪能够在我们的身体中蔓延开来,提醒并敦促我们积极采取行动应对威胁。

2. 驱动系统(Driving System)

驱动系统的功能在于激活个体的积极情绪,以引导和鼓励我们寻求生存和蓬勃发展所需要的资源。通过寻找和实现某些美好的事物(例如事物、性、友谊、地位和认同),我们会受到激励,进而得到满足。例如,当我们赢得一场比赛,通过一次重要的考试,或者能够有机会与心爱的人共度时光,我们都会感到兴奋和愉悦。

当驱动系统能够与其他两个系统保持平衡的时候,寻求资源将指导我们实现重要的人生目的。然而,当驱动系统不能与其他两个系统保持平衡,驱动系就会充满焦虑或沮丧愤怒,在这种情形下,在实现目标过程中个体所感知到的阻碍及其挫败感通常会激活威胁系统,直到我们克服障碍达成目标或是直接放弃目标。放弃目标则可能导致个体产生低落情绪(例如悲伤),低落情绪的程度与个体所放弃的目标有关,个体放弃的目标与自我的联系越紧密,个体所能体会到的低落情绪就越大。

3. 舒缓系统(Soothing System)

第三个系统是舒缓系统,该系统能够给个体带来一定的舒缓、平静和安宁,有助于恢复个体的情绪平衡。当个体在无需采取行动应对威胁或实现目标的时候,人们会觉得非常满足。满足感是个体对现状感到满意和安全的一种形式。这种满足感所带来的平静不同于兴奋或是低水平的威胁,是一种无欲无求、感知内心平静以及获取他人联结的一种状态。

4. 情绪调节系统之间的相互作用

三个情绪调节系统之间存在密切的相互作用(图2-1)。当个体处于威胁系统或驱动系统的时候,个体所感知到的压力水平大多也都非常高。而在这种情况下,个体的神经系统及其内分泌系统会促使个体产生一种唤醒状态,提醒人们时刻注意需要避免或需要实现的目标。在这种状态下,个体会感受到心率加快、血压升高、肌肉紧张,进而需要更多的血液。此过程将会消耗大量能量,用于应对个体随时可能发生的短暂活动以逃避危险。如果个体长期处于该状态,则会导致精疲力竭。与此同时,为了保持有机体的平衡状态，个体会很容易地被舒缓系统所吸引，主动减缓呼吸节律、降低心率、降低血压、放松肌肉，这一系列过程都将激活个体的消化系统和免疫系统，使得个体能够得以真正地放松。这种放松的状态允许个体进行心身恢复，也被称为休息和消化（与"战逃"系统相对）。

因此，情绪调节系统在促进个体远离潜在伤害、转向支持这一方面的功能尤为重要。如果没有威胁系统，个体将难以逃离威胁；如果没有驱动系统，个体将难以获取生活必需品；如果没有舒缓系统，个体则无法保持活力，极易筋疲力尽。

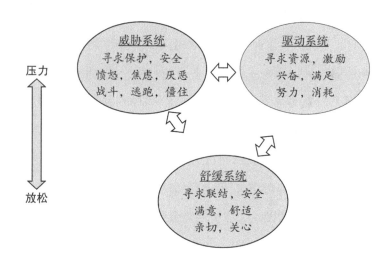

图 2-1　三个情绪调节系统之间的相互作用

5.情绪调节系统的紊乱

尽管保持情绪系统的平衡至关重要，然而，个体的三个情绪调节系统却并非总是处于平衡状态。相反，大多数个体的舒缓系统功能较为薄弱，而威胁系统和驱动系统则显得过度活跃。与其他哺乳动物不同，人类维持威胁系统和驱动系统所需的运行时间和能量比运行舒缓系统的时间和能量要多。一直以来，人类似乎都更擅长产生压力而不是休息放松。很多情况下，即使人们看起来在休息，实际上也处于"做事模式"中，例如通过回顾和展望从过去失败经验中学习并避免未来的错误。但是，如果个体的威胁系统和驱动系统不断地被对过去的沉思、对未来的担忧、对快乐的幻想或过度担忧他人对我们的负面看法所激活，这将不断产生持续的压力，进而导致个体的心理枯竭。

第二节 自悯概念的研究现状及探讨

近年来，随着自悯相关理论以及实证研究的不断深入，研究者们逐渐对自悯的概念内涵提出了质疑。自悯的相关研究方兴未艾，明确其概念结构对厘清未来研究具体方向具有重要意义，同时也有助于构建和推广以自悯训练为核心的心理干预体系。

一、自悯概念的理论争议："一体说"和"两面说"

为了测量自悯的六个维度，研究者编制了自悯量表及其简版量表。自悯量表完整版（见专栏 2-2）包含 26 项条目，其中一半的条目对应自悯的三个成分（自我善良、共同人性感、正念），而另一半的条目则对应上述三个成分的对立面，分别是自我批评、孤立和过分认同。在研究中，一般反向计分对应其对立面的条目，通过累加从而得出自悯水平的总分。在问卷编制过程中同时使用正向和反向的论述是相当常见的做法，其目的是避免反应偏差。但近年来研究发现，这种编制方式实际上降低了问卷的测量质量。

专栏 2-2 测一测你的自悯水平（自悯量表完整版）

请根据您的实际情况，给下列描述选择合适的数字（0-5），数字越大表示程度越大。

□ 1. 对自己的缺点和不足，我持不满和批判的态度。

□ 2. 情绪低落时，我容易纠结于不顺心的事情。

□ 3. 遇到困难时，我把困难看成是生活的一部分，是每个人都会经历的。

□ 4. 思考自己的缺点时，我容易觉得愈发孤立、与世隔绝。

□ 5. 情绪不好时，我会更关爱自己。

□ 6. 在一些对自己重要的事情上失败后，我会感到自己缺点很多。

□ 7. 当我感到不走运的时候，我经常劝勉自己其实很多人也正经历霉运。

□ 8. 处境艰难时，我容易苛求自己。

□ 9. 遇到烦心事，我会尽量想办法让自己保持情绪稳定。

□ 11. 我不能容忍自己性格中那些自己不喜欢的方面。

□ 12. 历经艰难时，我会关心、善待自己。

□ 13. 情绪低落时，我容易觉得很多人可能比我幸福。

□ 14. 当一些令人痛苦的事情发生时，我尽量用平和的心态来对待它。

□ 15. 我尽量把自己的失败看成人生经历中的一个必然部分。

□ 16. 当我意识到自身的缺点时，会变得情绪低落。

□ 17. 在一些对自己重要的事情上失败时，我会尽量全面、客观认识这些事情。

□ 18. 当我很努力去争取某样东西时，我觉得其他人得到同样的东西一定会比我轻松些。

□ 19. 经历困苦时，我会善待自己。

□ 20. 当某些事使我心烦时，我容易受情绪控制而失去理智。

□ 21. 经历困苦时，我对自己有点冷酷无情。

□ 22. 当情绪低落时，我试着用好奇心与开放的心态去面对它。

□ 23. 对自己的缺点和不足，是持宽容态度。

□ 24. 当一些痛苦的事情发生时，我容易夸大它的影响。

□ 25. 在一些对自己重要的事情上失败时，我容易觉得自己一个人在承受失败，感到孤独。

□ 26. 我试着去理解和容忍自己性格中自己不喜欢的方面。

围绕自悯概念的争论始于自悯量表结构效度的检验。2015 年，洛佩兹（Lopez）等人通过因素分析法对自悯量表的 26 个条目进行再分析，结果支持将自悯量表分为积极自悯和消极自悯，即积极自悯条目和消极自悯条目分别对应不同的心理结构。以这一结果为基础，研究者开始在自悯研究中将积极成分和消极成分分别对待。在 2015 年之前，在文献库中搜索 "Negative Self-compassion" 并未查询到相关结果，而从 2015 年开始，包含这一关键词的论文数量出现显著上升。但自悯概念的提出者内夫（Neff）反对这一做法，认为自悯概念是一个不可分割的整体。在 2015—2020 年间，以内夫为代表的"一体说"支持者和以缪里斯（Muris）为代表的"两面说"支持者分别发表了一系列文章来驳斥对方的观点。

1. 自悯的"一体说"取向

自悯概念的提出者内夫认为，自悯应当被看作一个整体概念，不应该被分解为积极自悯和消极自悯来分别对待。自悯的积极成分和消极成分可被比喻为一枚硬币的两面，共同构成了自悯概念的主体。最初内夫认为自悯包含三对相互对立的成分。随着研究的深入，内夫提出了双层因子模型，认为自悯概念是由两个水平构成：一是自悯的整体概念，二是其包含的六个成分。该理论假设的成立前提是积极自悯和消极自悯的对称性，即一方面的提高或降低必然伴随另一方面的降低或提高。该理论取向在支持自悯总分的使用的同时，也支持自悯的六个分维度得分的使用，使其适用于绝大多数自悯的相关研究。

内夫等人在编制自悯量表的过程中，通过探索性因素分析将自悯分为前文所述的六个维度。但由于该因素分析是在问卷编制过程中进行的，因此较难支撑"一体说"假设。来自不同国家的研究者将自悯量表翻译成其他语言，例如希腊语、阿拉伯语和西班牙语，研究结果同样支持将自悯概念分成六个维度。此后，内夫基于20个来自不同国家的样本，检验了自悯量表的五种不同的理论模型，分别是单因素模型、双因子模型、六因子模型、包含总分和六个分维度得分的混合模型以及包含总分和两个因子（积极与消极）的混合模型。结果表明，包含总分和六个分维度得分的混合模型的拟合度最好，并且结果不支持将自悯分为积极和消极因子。克莱尔（Cleare）等人利用白人样本进行了前瞻性研究，对时间点1进行探索性因素分析，时间点2进行验证性因素分析，检验了自悯量表的单因素模型、双因子模型和六因子模型，结果支持六因子模型和采用整体自悯的计分方法。

整体而言，"一体说"主张自悯概念的整体性，并且以积极自悯成分和消极自悯成分对称为前提，主要采用以变量为中心的研究方法，支持使用自悯量表的总分及其六个分维度的得分。

2. 自悯的"两面说"取向

自悯概念提出伊始便被视为心理健康的保护性因素，研究发现自悯和抑郁、焦虑水平显著负相关。值得说明的是，近几年的研究表明自悯对心理健康的保护功能存在被高估的可能，原因在于在自悯总分的计算中所包含的消极成分被认为夸大了自悯和心理健康之间的联系。基于此，研究者提出了自悯概念的"两面说"假设。

"两面说"认为，自悯包括两个仅在理论上相关但实际互不干涉的成分，即积极自悯和消极自悯。其中，和心理健康密切相关的成分主要是消极自悯。该现象的原因在于三个消极自悯成分的内涵不对应自悯的保护性，而是对应于其他已知的精神病理学症状，例如自我批评（Self-Judgement，自我善良的反面）对应于自我批判（Self-Criticism）；孤立（Isolation，共同人性感的反面）对应于社会退缩（Self-Withdrawal）；过分认同（Over-Identification，正念的反面）对应于自我反刍（Self-Focused Rumination）。由于自悯量表所包含的消极自悯成分，致使自悯总分夸大了自悯与心理健康的相关程度。因此，持"两面说"主张的研究者们认为，自悯概念应该剔除消极自悯维度，保留积极自悯成分作为自悯水平的指标。

同样有学者采用"以变量为中心"的方法（例如因素分析法）证实了自悯包含积极和消极两个因子。研究者对前文中提到的自悯可能存在的结构模型进行了验证（单因素模型、双因子模型、六因子模型、包含总分和六个分维度得分的混合模型以及包含总分和积极与消极两因子的混合模型），结果表明包含积极和消极因子的模型拟合度优于其他模型。

最近也有研究采用"个体为中心"的研究方法（如潜在剖面模型），支持"两面说"的研究结果。在一项以澳门大学生为被试群体中进行的研究中发现，存在四种不同的自悯模式，包括低自悯、高自悯、中等自悯，以及辩证高自悯组。前三种模式分别表现出不同水平的自悯，而第四种模式则表现为高积极自悯以及高消极自悯共存。这一类别的存在说明自悯的积极得分和消极得分并非绝对的对立关系，反而在相当一部分个体中，同时具备高度的积极和消极自悯水平，即表现为自我善良和自我批评共存，孤立和共同人性感共存，正念和过度认同共存。这与内夫的理论模型相悖，内夫认为自悯的三对因子所代表的心理结构是相互对立的。然而，在生活中，可能存在类似"辩证高自悯组"自相矛盾的情况，即个体可能既理解自己的缺点和不足，又不甘满足、试图改变；个体既能明白自己作为普通人被允许犯错的道理，又倾向于认为自己这一错误是可以避免的，而且并非人人都会犯类似的错误；个体能够以正常心态去对待自己的错误，但也免不了耿耿于怀。造成这一结果的原因可能是由内夫所编制的自悯量表条目的叙述方式所导致。例如，有关自我善良的条目表述为"对自己的缺点和不足，我持宽容态度"，对有关自我批评的条目表述为"对自己的缺点和不足，我持不满和批判的态度"，"宽容"和"不满"并不矛盾，宽容不是放纵，持宽容态度不代表对自己的缺点听之任之，正如自悯和"自我放纵"不能等同。

与此同时，也有元分析发现消极自悯的三个成分和心理健康的相关程度远高于积极自悯。在对比中发现，消极自悯成分对于心理健康变异的解释程度显著高于积极自悯的三个成分。在进一步的表面效度分析中，研究者让被试判断条目所表述的内容和心理症状有关还是和认知应对方式有关，结果发现绝大多数被试认为消极自悯的条目在描述心理症状，而积极自悯的条目在描述认知应对方式。

综上，"两面说"的出发点在于审慎思考自悯与心理健康的关系，由于消极自悯与心理健康存在高相关，可能导致高估自悯对心理健康的保护作用，实证研究得出了与一体说相反的结果。

3. 对自悯研究中的争论进行探讨的意义

基于自悯对心理健康的保护作用，可以通过干预措施提高个体的自悯水平，从而更好地应对负性生活事件。然而自悯的概念结构尚未厘清，这将影响未来研究方向（如对各成分在干预过程中的作用机制的研究），也影响到以自悯训练为核心的心理干预体系的构建与推广。所以，对自悯概念争论的探讨是同时具有理论意义和实践意义的。

在理论意义方面，和其他基于西方心理学理论所构造的心理干预方法不同，自悯的佛教思想基础加强了其跨文化的适用性，使得自悯干预具备重要的应用价值和广泛的应用空间，因此自悯相关研究方兴未艾。目前，关于自悯影响心理健康的作用机制，尚未得出统一结论，而是否将自悯作为一个整体看待，关系到积极自悯成分和消极自悯成分分别具有不同的影响机制的可能性，并进一步影响其应用研究。因此，对自悯概念的进一步探讨，明确自悯概念的结构，有助于为下一步的研究指明方向。

在实践意义方面，当前的自悯干预大多以内夫的自悯理论为基础，将自悯看做一个整体，试图提高被干预者整体的自悯水平，或者在提高其积极自悯水平的同时也降低其消极自悯水平。比如说，同情思维训练（Compassionate Mind Training）认为自我批评（Self-Judgement）和自我关怀（Self-Kindness）相互抑制，通过增加自我关怀来提高自悯水平。吉尔伯特对精神分裂症患者的干预研究发现，干预后参与者的自我批评的频率显著降低，自我安慰水平提高，并且抑郁、焦虑等负面情绪也得到改善。这一效果的前提是内夫的观点的正确性，即自悯这一概念的整体性。

然而，当前的研究争论让我们不得不面对这样一个事实，即自悯的积极成分和消极成分可能互相联系，但并不构成绝对的此消彼长的关系。例如，对于某些个体，针对性地提高积极自悯水平或降低消极自悯水平的效果，可能要好于直接干预其总体自悯水平。比如正念减压冥想（Mindfulness Based Stress Reduction and Meditation）能通过增加正念来提高自悯水平，但是莫尔（Moore）的研究却发现尽管自我报告的正念水平显著提高，但是总体的自悯水平没有提高。自悯唯一显著增加的成分是自我关怀。其他正念减压冥想训练的研究没有确定该疗法对自悯的哪些成分产生影响，究竟是单独提高正念分量表的分数还是更普遍地影响自悯还未可知。这给基于"自悯是一个整体概念"这一逻辑的心理干预方法的正确性和实用性提出了质疑。对自悯概念的探讨有助于为已有的成熟的干预机制提供理论指导，并为新的干预方法提供新思路。

二、当前研究存在的问题

1. 区分积极自悯和消极自悯

自悯概念的提出者内夫明确反对将积极自悯和消极自悯加以区分，并坚持认为自悯应当包含消极和积极两方面内容。但目前越来越多的研究者开始在研究中将积极自悯和消极自悯分离，辅以自悯总概念来共同研究自悯和其他心理结构的相关关系。

虽然目前研究者们存在分歧，但是这种分歧的来源不一定是自悯量表结构本身，也可能源于研究方法上的差异和解释的角度不同，双方得出的原始结果可能存在同质的部分。早在2008年，内夫进行的一项自悯的跨文化研究中就发现，依赖性和泰国被试的积极自悯成分呈正相关，与消极自悯成分呈负相关。但内夫并未在研究中尝试将积极和消极成分的维度得分累加计算。此外，迄今对于自悯量表结构效度的检验大多采用经典测量理论，它在区分真实的多维度和由于方法效应引起的虚假相关方面存在局限。与之相比，拉施（Rasch）分析不仅能够弥补其不足，同时对样本的依赖性也较小。菲诺拉菲（Finaulahi）等人利用拉施分析方法同时检验自悯量表（SCS）和简版自悯量表（SCS-SF）的结构效度，将局部相关项组合成四个超级项解决了局部依赖性问题，具有良好的样本针对性和一维性，还提供了序列-区间转换表以供自悯量表得分进行转换，提高其准确性。

还有一种解释是由于不同文化背景的个体对自悯的不同组成部分的概念化和表达方式可能存在差异。有研究者尝试用辩证法来解释自悯不同成分之间的对立统一关系，结果表明自悯的积极成分与心理健康有较强的联系，而消极成分与心理痛苦有更强的联系。

2. 消极自悯夸大了自悯与心理健康的联系

内夫认为，消极自悯和积极自悯作为自悯中不可分割的两个成分共同构成了人的自悯能力，因此两者和心理健康的关系只是代表了自悯的两个不同方向，可以理解为，积极自悯代表了自悯的保护机制，消极自悯代表了自悯的缓冲机制。从理论角度来说，这样的叙述并无不妥。从实证角度来说，在最近一项对地震青少年的研究中，发现积极自悯是创伤后应激障碍水平的显著负预测因素，并且积极自悯和消极自悯存在显著正相关。在随后的创伤后应激障碍和创伤后成长的研究中，进一步将积极自悯和消极自悯进行分离，研究结果表明，积极自悯的增加可减少创伤后应激障碍，有利于创伤后成长，而消极自悯可能加重创伤后应激障碍。这说明积极自悯和消极自悯在心理健康中的作用是并存的。

缪里斯认为，消极自悯在量表中的描述方式更加接近于心理健康量表的条目叙述方式。访谈研究发现，被试对消极自悯条目的印象更偏向于心理健康，而对积极自悯条目的印象更偏向于情绪调节策略。因此，即便消极自悯本身可能并不存在夸大自悯与心理健康关系的情况，以自悯量表作为主要研究手段的自悯研究依然存在高估了自悯的积极作用的可能性。

三、对当前研究的总结

自悯概念起源于佛教思想，从属于积极心理学，是保护心理健康的重要因素，提升自悯水平有助于改善人们生活方式。然而近年来的理论研究和实证研究，都对于自悯理论结构出现了不同的主张，即"一体说"和"两面说"。"一体说"以内夫为代表，认为自悯的积极成分和消极成分共同构成了一个整体；"两面说"以缪里斯为代表，认为积极自悯和消极自悯实际互不相关，不仅如此，消极自悯和心理健康的高相关会导致高估自悯的积极作用。造成分歧的原因一方面可能是目前的方法学上存在限制，如样本多样性和容量较小，理论模型不够精准，测量方法（自我报告）有待改进。另一方面也可能是研究者在解释结果时存在固有偏向，没有考虑检验另一种理论假设。总的来说，自悯研究还有许多方向亟待探索，明确自悯的结构具有重要的理论意义和实践意义，不仅关系到自悯对心理健康的影响机制，也关系到自悯干预的机制和创新。

四、对未来研究的展望

第一，鉴于当前对自悯量表进行的因素分析结果不同，未来研究应该在更大范围与更多样本中检验自悯量表的因子结构，并尝试多种不同的理论模型，以跳出原六因素结构的局限。第二，过去的研究大多采用以变量为中心的研究方法。未来的研究可以更多地采用以个体为中心的研究方法。第三，未来的研究可以考虑这样一种可能性，即自悯结构跨文化的适配性。在不同的文化背景下，自悯可能呈现不同的结构。例如在西方的个人中心文化背景下，自悯可能呈现清晰的六因素结构，不同的因子之间有所相关但并无决定性联系；在东方或其他文化背景下，自悯可能作为一个整体被个体所认知和实践。第四，未来的研究可以尝试采用除自我报告之外其他的测量方法。最后，在研究方法层面可以不仅仅采用相关分析，也可以尝试实验研究确定自悯及其成分与心理健康之间关系的方向（也许可以解释消极自悯成分与精神病理学症状的相关性），提高对这些变量之间因果关系的认识。

五、未来实证研究的注意事项

首先，在进行相关研究和实验研究时，应充分考虑当前研究争论，同时考虑自悯作为整体与其他变量的联系与自悯的不同成分——尤其是积极和消极成分——与其他变量的联系。其次，在进行干预研究时，不仅要把提升个体的整体自悯水平作为干预目标，同时还要考虑到自悯的不同成分在干预中独立成长的可能。比如说正念训练中正念的增加可能是共同人性感和自我关怀增加的中介，正念的变化是否与整体自悯的变化相关。此外，在对临床样本进行干预研究时，可以考虑采用长时程的纵向研究设计，适当延长干预和后续评估的时间，对干预效果的持久性进行进一步的研究。

第三章 个体自悯训练

第一节 自悯训练的益处

近年来，随着自悯相关理论以及实证研究的不断深入，研究者以及临床心理学家开始尝试构建与推广以自悯训练为核心的心理干预体系，进而帮助个体更好地应对各类创伤性事件。癌症作为一种威胁生命的疾病，不仅对患者的身体和心理健康造成影响，癌症治疗的医学手段和术后的不确定性对癌症患者的身心健康也会造成持续性的影响。因此，癌症对患者来说意味着巨大的生命挑战，患者需要不断适应疼痛、功能受限、社会变化以及癌症病程的恐惧。

一、自悯有益于应对癌症对身心挑战的实证依据

1. 自悯与压力应对

不同的应对策略对癌症患者的身心健康存在不同程度的影响。具体的应对策略类型及其对癌症患者的影响可以参考本书第一章癌症心理挑战的相关因素——应对策略。

压力应对是一个双向的过程：个体对压力源的评估不仅会影响应对方式，而且个体所采取应对方式的有效性也会反过来影响个体如何评估压力源以及他们的应对能力。在初步评估阶段，个体会将压力源分为具有潜在威胁性、具有挑战性和无害性这三类。同时，个体也会评估降低压力源、容忍压力源或消除压力源所需的资源，此评估过程即为二级评估过程。如果个体认为应对压力源的资源不足，则会触发压力反应。一旦出现这种情况，个体的应对策略将发挥作用。因此，应对也可以被视为个体对压力反应的一种更为广泛的功能调节。

自悯会帮助个体保持一种平和的心态，这种心态使得个体在压力性的生活环境中对自己的感受持一种开放的态度，其目的是在困境中关心自己而非批评自己。在面临

压力性情境时，个体可以通过减少压力源、调节负面情绪和重新建立内在平衡来缓解压力。在此过程中，个体不是回避痛苦，而是以自我关怀的态度和共同人性去感知痛苦。

大量研究已证实，个体日常生活中的自悯水平会影响个体遇到压力源时的评估过程、处理压力源过程中产生的生理和情感反应，以及个体应对压力时采用的策略。较高水平的自悯可以被视为一种个人资源，帮助个体在应对压力过程中，降低感知到的压力源，改善对自身弱点威胁程度的评估。此外，也可以将自悯看作一种有用的技能，它可以帮助个体在面对失败时保持平衡，通过将不完美看作人类共有的特性，从而改善自我羞耻和自我谴责的负面情绪。因此，自悯水平较高的个体不会对自己进行严厉的自我批评或过度认同自己的缺陷；相反，他们拥有更多的资源来重新评估自身情况，激活自我照顾行为，并通过给予自己善意来积极应对压力源。

研究已经表明，自悯与适应不良的应对方式呈负相关，与适应性应对方式呈正相关。此外，自悯与情绪取向和问题取向的应对策略均密切相关。因此，自悯不仅是一种解决情绪问题的能力，更是一种解决实际压力问题的资源。

2. 自悯与健康促进行为

健康促进行为是指个体采取的一些有利于健康的行为，例如规律运动、减少吸烟和饮酒、规律睡眠、身体自我检查、营养饮食等。有研究者曾提出健康促进模型（Health Promotion Model）来解释个人因素和环境因素对健康促进行为的影响过程（如图 3-1 所示）。该理论认为个体特征及过去的健康行为不仅会直接影响健康促进行为，还会通过健康行为相关的认知和情感因素、人际和情境因素来间接影响健康促进行为。该模型还强调了个体在维持健康行为中的主体性，例如通过改善环境来帮助个体养成健康行为的习惯、促进个体积极践行健康促进行为。

在癌症领域，部分研究调查了癌症患者的健康促进行为情况及其对患者身心健康的影响。例如，有研究发现，77%的肺癌患者认为自己平时主动进行体育运动；并且相较于不经常运动的患者，有运动习惯的患者其生活质量更高、生存年限更长。另外，也有研究发现约18%的癌症患者有吸烟习惯；相比于吸烟的癌症患者，不吸烟的患者报告了更少的无助感、难过情绪和焦虑症状。

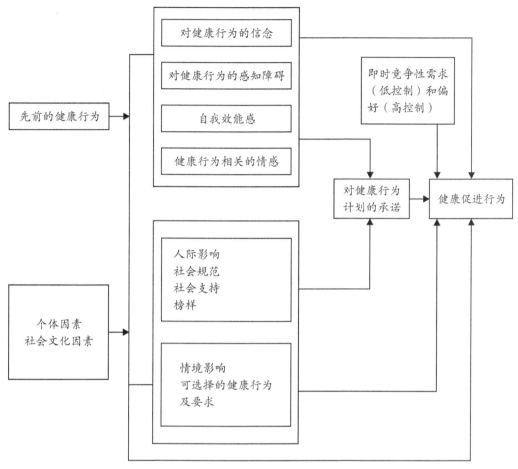

图 3-1 健康促进模型

　　悯与健康促进行为密切相关。首先，自悯与个体在遭遇挫折之后的动机相关，并且可以减少个体在面临挫折或出现健康威胁时的负面情绪反应。此外，自悯也可以帮助个体以更加温暖和关怀的方式来对待自己，并且，自悯被证明可以减少个体采取健康行为时受到的阻碍、防御以及自我设限。第二，自悯可以促进个体更加积极主动地关注自己的健康，这将有助于个体设置更好的健康目标，以提高自身健康水平。第三，自悯有利于个体为自己的行为负责并积极寻求改善当前处境的不同方式。例如，有研究发现，在慢性病患者群体中，较高水平的自悯与适应性健康应对策略呈正相关，而与适应不良健康策略呈负相关。因此，自悯有助于慢性病患者更加专注于改善他们的健康并积极应对疾病。自悯也可以通过减轻痛苦或其他方式间接影响疾病管理。基于此，自悯对健康促进行为的影响，实质上间接缓解了慢性疾病患者的躯体症状，从而改善他们的身体健康。基于癌症患者的大量实证研究也证实了，自悯能在一定程度上缓解癌症带来的疼痛、癌因性疲乏等生理症状。

3. 自悯与心理健康

在理论上，自悯可以作为个人资源帮助包括癌症患者在内的慢性疾病患者更好地应对疾病，促进其心理康复。这一理论观点已得到实证研究的支持。基于实证研究的元分析结果显示，自悯与个体的抑郁、焦虑等心理症状呈负相关，即个体的自悯水平越高，其抑郁、焦虑等心理症状的严重程度越低。这种负相关不仅存在于健康人群中，也存在于各类慢性病患者中，包括癌症患者。不仅如此，自我怜悯对心理健康的保护作用还存在着跨文化不变性，即不同种族、不同文化的个体都能通过提升自悯水平来缓解心理症状，促进心理健康。

自悯对癌症患者的保护作用不仅体现在自悯能改善患者的身心症状，更体现在它能在一定程度上修补个体与自身（肉体）之间的联结，消除因癌症产生的对自己身体的陌生感和不认同感。同时，对外，自悯也能够帮助患者修复自己与他人的人际关系，增进社会联结，强化患者感知到的社会支持。这些都可以被视为患者在面对癌症心理挑战时所必需的潜在能量。

二、自悯训练有益于应对癌症对身心挑战的实证依据

大量调查研究证实了自悯对心理健康的保护作用。基于此，研究者们近年来也不断开发了旨在培养和提升个体自悯水平的心理干预方案，以帮助个体更加有效地缓解心理症状，维护心理健康。在诸多自悯干预方案中，比较具有代表性的干预方法包括怜悯聚焦疗法（Compassion-Focused Therapy, CFT）和正念自悯训练（Mindful Self-compassion, MSC）。这些疗法也被初步证实可以帮助癌症患者有效改善其各类心理症状，诸如抑郁、焦虑、孤独感等。

怜悯聚焦疗法是由吉尔伯特等人所开发，是一种通过降低个体的羞愧和自责心进而改善心理症状的心理疗法。吉尔伯特基于大量神经科学实验结果，从生物进化的角度提出人的三种情绪调节系统：①威胁系统，个体识别威胁并对威胁做出反应的能力，该系统被激活时个体会迅速集中注意力，并产生愤怒、焦虑和恶心等消极情绪，从而做出战斗、逃跑或服从等行为；②驱动系统，该系统具有激励作用，引导个体将注意

力转移到奖励或资源上（例如食物、性等），进一步寻找和获取资源，该系统激活时个体会体验兴奋、快乐等积极情绪；③舒缓系统，该系统具有舒缓作用，能够帮助个体舒缓和抚慰自我并产生积极情绪，但与驱动系统不同的是，该系统激活时个体会体验到平和、满足和幸福感。怜悯聚焦疗法通过协调这三种情绪调节系统的内部不平衡，让个体明白基因和环境的不良交互作用可能会造成自身认知偏差或认知扭曲，通过培养怜悯动机和练习怜悯行为来帮助个体激活舒缓系统，从而促进身心健康。

正念自悯训练是由格莫尔（Germer）和内夫在正念减压疗法（Mindfulness-based Stress Reduction, MBSR）和正念认知疗法（Mindfulness-based Cognitive Therapy, MBCT）的基础上开发的一种心理疗法。该疗法在训练结构上与 MBSR 和 MBCT 类似，均以团体辅导（约 10 人）的方式来开展为期 8 周（约 2 小时 / 周）的心理干预。但在训练内容上，正念自悯训练更关注自悯的培养及自悯的训练，通过引导个体关注和觉察负性经历，用自我友善和共同人性的态度面对生活中的痛苦和苦难。正念自悯训练的训练内容紧紧围绕自悯的三个基本成分（自我友善、共同人性和正念），包括冥想训练（如慈心禅、正念呼吸等）和日常生活中的非正式练习（如自我拥抱、自悯书写等）。每次课程结束后，团体辅导师都会给小组成员布置家庭作业，让参与者在日常生活中进行自悯练习，巩固训练效果。

自悯训练对普通人群身心健康的有益作用已经得到大量实证研究的证实。在癌症领域，一些研究也探讨了自悯相关的心理干预对癌症患者身心健康的作用。特别是乳腺癌患者群体，该群体受到了研究者们的广泛关注。有研究发现基于认知的自悯训练（Cognitively-Based Compassion Training）能帮助乳腺癌患者培育自我怜悯的能力和技巧，减少因害怕癌症复发引起的压力症状。怜悯聚焦疗法（Compassion-Focused Therapy）能减少自责和自我批评，降低乳腺癌患者的焦虑和抑郁水平，并且倾向于自我批判的患者更能从该疗法中受益。此外，有研究者开发了操作更便捷、更经济的自悯写作干预，并发现自悯写作干预能增加乳腺癌患者的积极情感、改善消极情绪。针对其他癌症类型患者的研究也发现正念自悯训练（Mindful Self-compassion）可以提高癌症患者的自悯水平，缓解焦虑和抑郁症状、降低社会孤立感。

第二节　发现自悯

当你在抗癌治疗过程中发现脱发、化疗副作用明显、伤口疼痛、与伴侣吵架、工作问题等生活中不顺心的事情时，你是否经常用以下的方式对待自己？一味地指责自己、自怨自艾；让自己陷入难受的情绪中无法自拔；觉得只有自己才会遇到这样的事……回忆一下，你在遇到困难时，是否经常用这些方式对待自己？是否经常陷入痛苦中难以自拔？是否浪费了大量的时间和精力，难以缓解消极情绪？如果答案是肯定的，那么不妨跟随我们一起来发现自悯，练习自悯吧！学会在遇到困难挑战或者处于压力时，用友善的态度对待自己，觉察自己的感受，同时也意识到其他人也会经历这种困难，能体验到更多的主观幸福感和积极情绪。

一、练习内容

当我们心情不好的时候，安慰自己的一个非常简单的方法就是及时给予自己温暖的拥抱或抚触，可以非常简单地把手放在心窝处，感受手的温暖。一开始你可能会觉得非常尴尬，但我们的身体却不会觉得尴尬，身体只是会感觉到如同婴儿被抱在母亲的怀抱中，会对温暖和关心做出自然的反应，要知道我们的皮肤是一个非常敏感的器官。研究表明，温暖的身体接触会释放大量催产素，进而为个体提供安全感，缓解个体的痛苦情绪，减轻心血管压力。

如果你已经注意到自己正在感受紧张、沮丧、悲伤或正在自我批评，试试看，轻柔地抚触自己的身体、手臂或脸颊，也可以轻轻晃动你的身体。你可以做一个清晰的手势，向自己传达出爱、关心和温柔的感觉。如果周围有其他人，也可以考虑使用一种不明显的方式弯曲自己的手臂，用一种舒服的方式轻轻地抱住自己。即使不能做出实际的身体姿势来抚触自己，也可以通过想象来进行拥抱或抚触自己。

当遇到困难的时候，例如当你感到无法承受化疗带来的副作用的时候，可以进行下述练习，轻触你的皮肤，或者把你的手放在心脏上，可以在一天中多次重复。

1. 注意感觉

现在，找一个舒适的姿势坐着，并将注意力专注于右脚。探索脚趾，到脚跟，再到整只脚的感觉。这期间需保持你注意力大约 30 秒钟。接下来，将注意力转移到左脚上。再次探索你从脚趾到脚跟，再到整个脚的感觉，并保持注意力约 30 秒。现在，将注意力专注于你的右手，注意你手指与拇指的感觉和感受，再次保持注意力约 30 秒钟。接下来关注你的左手，保持注意力约 30 秒钟。最后将你的注意力集中在嘴唇以及嘴巴周围的感觉上。

现在，你可以开始尝试了。

假设你尝试过此操作，你可能会注意到，当你专注于左脚、手或嘴唇时，这些都将会扩展你意识的范围，认识到这一点非常有趣且重要，此外，在你这样做时，你以前一直关注的事情会逐渐淡为背景。随着你对手或嘴唇的意识越来越强，对脚的觉知也逐渐淡为背景。你会发现自己的注意力像聚光灯或者放大镜一样，可以帮助自己将事物带入意识的前景。

这就使我们开始思考一些问题：你究竟想关注什么？你究竟想放大什么？你究竟想把什么内容带到你意识的最前沿？与此同时，这也会引发另一个问题，你是否已经学会控制注意力或学会选择如何控制注意力？还是仅仅因为它们给你带来了紧迫或者强烈的情感，才对其进行关注？

2. 注意情感

当你静静地坐着时，可能会想起你喜欢做的事情，或是你期待发生的事，或者是美好的回忆。现在让本书离开脑海，让这些美好的事物进入意识，注意观察当你想到那些令人愉悦的事物时，身体会发生什么变化。也许你会想起一些让你发笑的东西，从而发现自己的脸带上了一点笑容。这些被你带进自己意识中并且加以关注的事物会以许多方式影响你。

现在你已经知道你如何才能注意并专注于快乐、思想、形象或记忆，以及如何帮助你自己体验到一些具体的事情。让我们重新集中注意力，回想起一些你不想做的事情，比如吃药，接受检查，进行治疗等等。这可能会让你感到有些焦虑，会让你想到一些不开心的事情。让你的注意力将这些想法带入思维前景中，并试着注意当你的注意力集中在这些事情上并进入你的思维前景时，你的感觉和身体会发生什么。

你可能会发现，当你将这种记忆或思想带入注意领域时，这些美好的感觉就消失了。这就如同当你将意识集中在手或嘴上时，对腿的意识和感知也随之消失了一样。此项练习的要点和关键是帮助你认识到，只要我们能够意识到自己能够学习如何关注我们的注意力（包括它是什么以及它集中于什么上），我们就可以控制我们的注意力。我们随之可以意识到，注意力非常容易被消极情绪或者对过去创伤记忆的反复思虑（即反刍）所带走，但请不要担心，这是人类的正常反应。进行注意力训练的目的之一即在于，每当我们意识到自己的注意力被带偏离时，我们就可以尝试重新引导我们的注意。而做到这一点的关键在于，要能够及时关注到我们的注意力可能经常被消极情绪或反刍所影响，进而停下来思考"我是否真的想要关注它？""我真的需要思考或专注于这种消极感觉、悲伤记忆或创伤思维吗？"。

综上，通过上述两项注意力练习，我们能够学习到如何有效训练思维才能使注意力进入对自己有帮助的前瞻性想法、图像或思维方式中，而不是让我们的注意力在焦虑不安或不快乐的事物中四处游荡。"我们只需要集中注意力"说起来好像很简单，但实际上要做到对思维的掌控，确实不容易，这需要坚持不懈的注意力练习。

要注意，注意力训练并不是在教你避免思考不快乐的事情，让快乐的事情分散你的注意力，而是教会你学会容忍、接受、有效处理消极情绪。消极情绪是我们情绪的一部分，如果我们能够认真倾听并给予关注，比如通过对自己的情绪变得好奇，警惕和感兴趣，进行观察，它们也会给予我们一些重要的信息。此外，能够认识到我们什么时候会陷入到无用的情绪和反刍沉思中也非常重要，这可以使我们学会重新集中或者转移注意力。请记住，尽管消极情绪对我们的影响会非常巨大，但只要我们能够意识到自己并没有以一种沉思的、无益的方式专注于消极情绪就足够了。

3. 心手相连

（1）当你注意到自己正处于压力下时，进行2—3次让你感到满意的深呼吸。

（2）轻轻把手放在你的心脏上，感受手带来的温柔的压力和温暖。如果你愿意，可以将两只手放在胸前，注意一只手和两只手的区别。

（3）感受手在胸口上的触感，如果你愿意，可以用手在胸上画几个小圆圈。

（4）当你吸气和呼气的时候，感受胸部的自然起伏。

（5）可以根据自己的需要，随意延长你的感受时间。

希望你能养成在需要时，从生理上安抚自己的习惯，充分利用这一令人惊讶、简单和直接的方式来善待自己。

4. 自悯休息

回想一次让你感觉很困难和非常不舒服的一次与他人（例如你的丈夫或妻子）的互动，这样你就能感觉到身体里的压力和紧张，但却不会被它压垮。持续回忆这个场景，直到它让你感觉有点不舒服。

现在，对自己说："这是一个痛苦的时刻（正念），而痛苦是每个人生活的一部分（共同人性）。"

把你的手放在你的心脏上，感受手的温暖，手的轻柔触感，并注意你手下的胸部有节奏地起伏。

现在，对自己说："愿我可以对自己多些仁慈。""愿我能接受本来的自己。"

在"愿我"之后，可以使用任何适合你现在情况的话语，例如："愿我安全。""愿我谅解我自己。""愿我能够快乐，摆脱痛苦。""愿我能够安然渡过痛苦。""愿我能够内心平和。""愿我能够更加强壮。""愿我能够保护自己。""愿我能够学会轻松自在地生活。""愿我能够接受我的生活环境。""愿我能够学会与自己和平共处。"

5. 自悯语言

请在如下问题之后，填写你自己最真实的想法：

（1）你会因为什么事而去评价和批判你自己（如外貌、职业、人际关系、亲子关系等）？

_____

_____

_____

_____

_____

_____

（2）你意识到自己的缺点或犯错误的时候，你会对自己说什么？

_____

_____

_____

_____

_____

_____

（3）你将如何组织自己的语言，让它重新变得更加友善、充满支持和理解，以此让你记住自己仅仅只是一个普通人，并且能够认识事物的真实面貌而不是放大它们？

_____

_____

_____

_____

_____

_____

_____

（4）在你度过自己的每一天时，请注意自己是否使用了苛刻或不友善的语言，然后尝试重新组织你的语言，使其更加自悯。

_____

_____

_____

_____

_____

二、练习要点

1. 日常练习

（1）当你注意到自己正处于压力下时，进行"心手相连"练习。

（2）持续回忆一次让你感觉中等程度糟糕的和他人的互动，直到让你感觉到有点不舒服，这时进行"自悯休息"练习。

（3）留意并记录你的"自悯语言"。

2. 家庭作业

（1）注意观察你与自己的日常对话。留心观察你使用的是什么样的语言和语气？

（2）每天进行两次"舒缓地抚触"训练。

（3）当你在日常生活中感到痛苦的时候，使用"自悯休息"训练进行练习。

第三节　练习正念

正念是自悯的重要组成部分。要做到自悯，正念实际上是我们需要迈出的第一步。当我们遭受痛苦的时候，我们需要有足够长的时间，并且用关心和善意来面对和承认我们的痛苦。然而，即使痛苦总是出现，许多人并不愿承认自己有多痛苦，尤其是当痛苦源于自我批评时。又或是当面对生活中的挑战时，人们常常陷入解决问题的模式中，以至于无法停下来思考在这一刻心里有多难受。如果你也是其中一员，不妨停下来，用心地观察自己的痛苦，允许自己面对真相。接下来，就让我们迈出自悯的第一步，从练习正念开始，唤醒自己，让自己活在此时此地，欣赏生命里的每一个精彩瞬间。

有效的注意力训练离不开"正念"。正念与观察和注意的清晰性密切相关。通常而言，正念意味着在一个特殊的时刻将我们的注意力保持在一个特殊的事物或行为上，进而降低我们同时思考、评判和处理大量不同事件的可能性。倡导正念的先驱者之一乔·卡巴津（Jon Kabat-Zinn）博士表示，正念是"以不加评判的方式关注当下的时刻"。例如，当我们在街上行走时，当我们的思想集中在行走、我们身处的地点并能享受周围的环境、关注当下的感受，或专注于当下的时刻，我们即处于正念的状态中。相对地，当我们行走时如果脑子里装满其他事情，如晚上吃什么，如何解决经济问题，或停留在刚刚发生过的一场争吵中，我们就无法保持正念状态，在这种状态下，我们其实是生活在我们的想法中（或者我们自己创造的世界中），而不是处于当下这个时刻。

一、练习内容

1. 正念吃苹果

举个例子，假设你马上要吃一个苹果。考虑一下，你怎么将吃苹果这个过程变成一个正念的过程呢？

首先认真端详这个苹果，注意它的颜色和纹理，接着把它捧在手心里，仔细感受它的表皮带来的触感。这个过程中不要急躁，只需要多花一些时间来观察即可。当你的注意力从苹果上飘走时（这个很可能会发生），也无需沮丧，只需要将注意力重新集中于苹果上即可。在整个探索苹果的过程中，请注意不要评判这个苹果（例如外观是否美丽，颜色是否可人），而是以好奇的心态探索它的特性。接着，用刀将苹果削皮，将它切成小块，观察你的动作对苹果所造成的影响，认真观察在果皮之下苹果的颜色和纹理，再花一些时间去认真观察这个苹果。接下来，可以拿起一块苹果放入嘴中，现在请将注意力集中于你对这块苹果味道的感受上，认真感受苹果在你口腔中的感觉。之后就可以开始缓慢地咀嚼苹果，感受苹果在牙齿和舌尖的触感，注意苹果的汁水如何刺激你的唾液分泌，并注意唾液充斥口腔的感受，认真感受苹果的味道。当你咀嚼时，注意苹果是如何被碾碎的；当你吞咽时，注意苹果是如何被吞咽的。

综上，你已经从视觉、触觉、嗅觉和味觉角度对苹果进行了探索。如果你之前将苹果掉在地上过，你可能也会注意到苹果掉在地上听起来是什么样的——但是你今天不必这么做！在整个互动过程中，请不要加以评判，只有你与苹果在互动每个时刻的切实感受。这就是正念式注意——当你进行这项活动时，请确保你的注意力处于这项活动中，不会被其他想法所打扰，并且尽可能完整地完成这项活动的各个方面。如果你以非正念的方式进行了这项活动，当你咬下苹果的那一刻，你的思绪可能就已经飘到其他地方去了，比如当你吃着苹果时你可能会开始思考你在电视上看到的或者工作中的困难。在你注意到自己的感觉和对苹果的进食之前，你的思绪是很难完全集中于这项活动上的。你可能也会发现自己的注意力正在以一种评判性的方式集中于这个苹果上，比如"这个苹果不好吃，我从哪买到它的？我应该多吃点水果的。实际上我不喜欢吃苹果……我好像切到手指头了!"在正念练习中,我们需要学习到注意力是如何使我们分神的,并缓慢、友善地将我们的思绪带回到当前的任务上,这实际上也是正念训练的重点之一。

正念的重要性毋庸置疑,因为在我们大多数人的日常生活中,我们都会在做一件事情的同时思考另外的事情,从而导致无法全身心地投入到当下。我们的思绪经常会被打断。拿吃药来说,当我们吃完药后,我们可能会完全记不得自己吃了什么药,因为吃药的时候,我们的思绪可能已经被许多其他东西占据了。但如果发生了一些没有预料到的事,比如打翻了一杯水,我们的注意力可能就会被立时唤醒。当我们开车的时候,当我们回到家的时候,也可能完全不记得自己是如何到家的,但如果我们面前经过的司机突然打开了大灯,我们的注意力也可能被唤醒。

生活中大多数人并不能享受当下,而正念所强调的关注于当下,是清晰明确地体验当前所发生的事情。正念是以一种特殊的方式来注意事物,并承认走神的存在。当我们的思绪游荡的时候,我们要学会去注意到我们的分神,缓慢并且充满善意地将注意力待会,重新集中于当下。在接下来进行自悯练习的时候,正念会非常有帮助,原因在于当我们发现自己走神的时候,我们不需要对此感到不安或是愤怒,而是通过正念这种方式及时使自己的注意力回到当前任务上来。

接下来我们会介绍一些其他的正念练习,值得注意的是,我们应当怎样进行这些练习。大多数人刚开始进行正念练习的时候,时常会产生挫败感,因为他们发现自己在练习中特别容易走神。很多人会说:"我怎么都做不下去?",然后放弃对正念的练习。这种情绪和行为的诞生是由于其对正念的错误理解。正念练习带来的主要好处之一就是,我们可以更清晰地认识到我们的思想是如何工作的,而通过走神再将注意力转回,我们能够很好地认识到这一点。因此,当我们注意到自己在练习中走神时,不需要感到挫败,因为认识到自己走神这件事本身也是值得庆幸的。

通常来讲,人们可能认为正念意味着静止不动,保持情绪平静和专注力,但这也是一种误解。实际上,正念仅仅只是觉知当下发生的事情,并与之和谐相处。在前文中我们用了一个吃苹果的例子来解释如何将正念运用到日常行动中来,我们也可以用正念的方式来进行其他的所有行为,例如,我们可以用正念的方式来观察我们的身体因为癌症治疗(例如化疗)产生的痛苦感觉,并与之和谐共处。

2. 自悯身体扫描

刚开始练习的时候，最好躺在床上或者地板上进行练习，同时确保你不会睡着。平躺下来，然后将手臂向远离身体的方向移动，保持放松，双腿与肩同宽。将一只手放在胸口上，以此提醒自己要善待自己。感受你手部的暖意，然后进行三次放松的深呼吸。再将手臂缓慢放回至身体两侧。

我们将从脚开始练习。注意你双脚的感觉。你的双脚是暖和的还是冰凉的？是干燥的还是湿润的？然后，注意你的双脚是否有感觉到不舒服。如果真的感觉到不舒服，就通过内心对这个部位进行抚慰，可以想象自己在这个位置上放了一块热毛巾。如果你愿意，你还可以对这些让你感到不舒服的位置说一些怜悯的话语，比如"尽管这里感到一点疼痛，没关系的。"

关注你的身体带给你的感受——快乐、疼痛，麻木抑或是没有其他特别明显的感觉——让所有的感觉都保持原有的状态。在冥想结束之后，你可以采取一些行动让你的身体感觉更舒服。

现在，向你的双脚表达感激之情。你的双脚虽然只有非常小的表面积，却一直承受着你整个身体的重量。尽管我们基本不会注意他们，它们却一直辛苦地为我们工作。如果你的双脚今天感觉还不错，你同样可以因为他们今天没有感觉不舒服而表达你的感激之情。

如果你时间充裕的话，可以慢慢地将你充满爱意的关注从一个脚趾转移到另一个脚趾，或者从脚的一个部位转移到另一个部位，从一只脚转移到另一只脚。确保你的意识里充满着温柔、感激以及对你身体每个部位的尊重。

当你觉察到你的意识游离了，请在几秒钟之后，重新将注意力集中在你的身体上。如果你内心充满了对身体某个部位的评判或者由这个部位联想到的其他事物，可以将你的手放在心口上，轻轻地缓慢地进行呼吸，然后重新将注意力放回到自己的身体上。如果你很难将注意力集中在身体某个区域，那就将注意力转向另一个身体区域。确保自己保持练习的舒缓和平和。

在完成对双脚的怜悯性扫描之后，将这种意识缓慢地移动到身体的其余部位，由下至上逐渐上升到脚踝、小腿胫骨、腹部、胸部、头部、头顶。

当你的意识从身体的一个部位转移到另一个部位时，你的知觉需要一次次集中在此刻存在的任何感觉上，确保将感恩、善良和尊重带给身体的每一个部分。例如，提醒自己，你的胃正在努力地消化食物，你的脖子正在拼尽全力支撑起你的头，你的眼睛和耳朵整天都在给你引路，为你提供各种信息，并且让你感觉到愉悦。

当你充满爱意地关注身体的每个部位后，将你的手放在心口，让你的整个身体接受一次最后的情感沐浴。

最后，缓缓睁开你的眼睛，练习结束。

3. 自悯步行

计划一段 10 分钟或者更长时间的步行，地点可以任意选择。把这段时间专门用于培养你对自己的爱、善意和怜悯心。

站立一会儿，将你的注意力集中在你的身体上。请注意你的站姿，并感受你的身体。

回想一下，每个人都渴望得到的平静幸福的生活。想一想自己心底深处的愿望："希望我也能幸福快乐，希望我也能免遭痛苦，就像众生都希望得到幸福，远离痛苦一样。"

现在开始行走。请注意，你需要笔直地向前行走，感受你身体的感觉，你可能会注意到你脚底的感觉或者是风吹过你脸上的感觉。保持你的眼睛温柔地专注于当前，以正常步速行走。

在步行几分钟之后，对自己重复那些充满爱意的语句："愿我平安。""愿我幸福。""愿我健康。""愿我生活轻松。"

这些句子将会让你的注意力集中于你的身体，并且开始唤起一种对自己爱与善意的态度。试着将这些语句和你踏出的每一步或者每次呼吸同步起来。这样做，有助于你把句子凝缩为单个词语："安全、幸福、健康、轻松"或者"爱，爱，爱，爱。"

当你的思维游离了，可以慢慢回到这些语句上来。如果你发觉你自己在不知不觉中正在加速前往目的地，那么请将速度慢下来，将注意力重新聚焦于你的意图上。

请使用感激的态度，尤其是一种对双脚支撑起整个身体的感激来完成整个过程。感谢行走这个奇迹。

几分钟之后，将这种感激延伸到他人身上。当路途中的其他人引起你注意的时候，对自己说："愿你我平安"。"愿你我幸福"。"愿你我健康"。"愿你我都能轻松地活着"。

你也可以说"愿你平安"或者"平安……幸福……健康……轻松"或者"爱……爱……爱……爱。"也可以不要一次囊括所有人，每次只需要提到一个人，保持爱与善意的态度。

最后，请将你给予爱与善意的对象延伸至所有形式的生命，比如狗、小鸟、昆虫和植物。

在行走的最后阶段，静静地站一会儿，在你进入下一个活动之前，重复"愿所有的生命都幸福，免遭苦难"。

练习结束。

4. 深情的呼吸

请找一个安静、舒服的地方坐着。保证你的骨骼能够完全支撑起你的身体，这样你就可以确保在整个训练过程中不需要努力地让自己保持同一个姿势。要做到这一点，你需要尽力做到保持背部挺直，轻轻地支撑身体，肩胛骨稍微下沉，下巴向胸口轻轻地收拢。完成三次缓慢轻松的深呼吸来使自己放松下来，放下所有的负担。然后让你的眼睛轻轻地闭上，或者部分闭上，只要能让你更加舒服就行。

现在请将你的注意力放在你的呼吸上。注意能最容易感觉到你呼吸的位置。一些人感觉是在鼻孔，这可能是因为上嘴唇上吹过了一阵凉风。一些人可能会感觉到胸膛的起伏，还有一些人在腹部能更清楚地感受到呼吸，因为肚子会因为吸气而膨胀，因为呼气而收缩。请慢慢地尽情探索你的身体，觉察你的呼吸最容易被知觉到的位置。

用一段时间来感受你的呼吸。当你觉察到你的意识已经游离了，请将注意重新关注于你的呼吸感受上。

一部分人可能会发现将注意力放在呼吸的一部分上会更容易——比如单纯地吸气或者呼气。如果你愿意的话，注意一下你当下是在吸气还是呼气时会更轻松。然后再去感受自己的呼吸，之后再给自己一小段休息时间。等下一次吸气或者呼气时，选择这两者中你感受更强的一个。感受那种呼气或吸气，然后等待它的重新到来。

让你的身体为你呼吸——不管怎样它都会自动为你进行呼吸。

现在，把你的手放在你的心口一段时间，提醒自己，你将会把善意的注意转移到自己的呼吸。

无论你是否将注意力放在呼吸上，你的呼吸均会滋养你，请注意它是怎样给你提供营养的。从出生到死亡，呼吸都会伴随着你，它比你最亲密的朋友都更加忠诚。允许你自己去感激这种自动的过程，不管你在哪里，它都维持着你的生命。看看你是否能够像一个母亲倾心于可爱的孩子一样，带着好奇心和感激，倾心于你的呼吸。

你的意识可能经常会从你的呼吸上游离。不要对这点感到担心，只需要在你感觉到走神的时候，重新回到对你呼吸的感觉上来。

现在，请在对身体的感受中休息一会儿，再慢慢地，轻轻地睁开你的眼睛。

练习结束。

5. 当下

在此练习中，我们可以使用任何能够将我们带进当下，能够排除过去的痛苦和未来的担忧的物体，比如一块石头，一个茶杯，一副手链等，只要我们能够持续知觉此物体带给我们的感觉。

找到一块你平时喜欢注视并喜欢它的触感的石头。

当你感觉心烦意乱的时候，找出你的石头，抚摸它，将你的注意力集中在抚摸石头带来的触感上。

你也可以欣赏石头的外表，选择专注于它在那一刻的样子。

慢慢品味石头握在手中的感觉，在手指间转动它。

思考跟我们柔软脆弱的躯体相比，这块石头可能会有多古老，它大概和地球一样古老。

让自己知道，当你感到痛苦或恼怒时，无论何时你都可以接触到这块石头，在当下体验一段短暂的休闲时光。

二、练习要点

1. 日常练习

（1）运用三个冥想的"技巧"——有意识、专注当下和不评判，进行静坐练习（20分钟左右）。

（2）深情呼吸练习。

（3）每日练习：怜悯心运动。

（4）当你知觉到痛苦时，练习使用"当下的石头"训练。

2. 家庭作业

每天练习全神贯注觉察自己的日常活动（例如，刷牙）。

第四节 爱与善意的冥想练习

你是否在生活的压力之下，总是匆匆往前，想要占据近在眼前的有限利益？你是否在静下来之后发现，人群之中尽是一张张冷漠的脸？即便现代生活极其有效率地压缩了人与人之间的空间距离，却在情感距离面前束手无策。关怀、爱、慈悲，渐渐被忙碌的我们遗忘，忙碌之后的情感生活被空虚占据，抑郁和焦虑之类的负性情绪逐渐张开自己的爪牙，抓取一个个疲惫的灵魂。在本章节的练习中，你将尝试爱与善意的冥想，你会感到身心充满爱和善意，一股暖流从身体里涌现，甚至辐射到周围，给大家带去充满爱的美好氛围。

一、练习内容

1. 爱与友好的冥想练习

为了给你的生活带来温暖与善意，请留出 20—40 分钟的时间。选择一个舒适的姿势坐下，适度地挺直身躯并放松身体。闭上或微闭你的双眼。做几次深呼吸以感受你的身体，融入当下。

将你的双手放在你的胸口的位置，提醒自己，你不只是单纯把注意力集中在你的身体感觉上，而且是带着充沛的爱意在体验。感受你手中的温暖和轻柔的压力，感受每一次呼吸时胸部在双手下的起起伏伏。

现在，回想一个能够让你自然而然微笑的人或其他生物，可以是你的孩子、外婆，你的猫或狗、甚至是你窗外的一只鸟——任何可以自然而然带给你快乐的人或物。你可以感受一下，让你快乐的那个生命可能是什么。让自己沉浸在这美好的陪伴里。

现在，你认识到这个你爱的人或生命体是多么脆弱——就像你一样，他也同样会遭受疾病、衰老、死亡的折磨。同样地，就像你和其他生命一样，你爱的人也希望变得快乐，希望从苦难中解脱。轻声地、温柔地重复下面的话，感受这些话的重要意义：

愿你平安。

愿你安宁。

愿你健康。

愿你生活轻松。

当你觉察到你的思维已经游离的时候，重复上面这些话，并在你脑海中回忆你爱的人的样子。尽情感受此时涌现的温暖之感。让一切慢慢进行。

现在将自己加入到你的美好祝福的句子里，将你的手放在你的心上，感受你手中的温暖和轻柔的压力（停留一段时间或在余下的冥想中保持这样做），并说："愿你我平安。""愿你我安宁。""愿你我健康。""愿你我生活轻松。"

在你的心中想象你的全身，觉察围绕在你身边的任何压力和不安，向自己表达善意："愿你我平安。""愿你我安宁。""愿你我健康。""愿你我生活安逸。"

现在深呼吸并安静地让自己的身体休息片刻，尽情享受从你内心深处自然而然流露出的善意和悲悯。你知道你可以在你想要的任何时刻重复这些句子。轻轻地睁开你的眼睛。练习结束。

2. 我需要什么？

回想在你当下的生活中你正经历的一些困难。稍坐片刻，在你的脑海里重现一下那些困难情境。

将你的意识集中在涌现出的任何想法、情感、感受或情绪上。询问自己，我此刻的体验是什么？

允许这些想法、情感、感受或情绪的存在。觉察那些负面的反应。

带着温柔的好奇心去探讨你的体验。询问自己"我最需要注意什么？""我的身体是如何去体验这些的？""我相信什么？""这些情感想从我这里得到什么？"

将你的意识探索的范围扩大到整个身体上。练习结束。

3. 从苛责中解脱

思考一下你经常用什么特质（如暴躁、吝啬等）评判自己，这是自我定义的一个重要部分。

问问自己以下问题，并做出解答。

（1）你多久会表现出一次这样的特质？当你没有表现出这种特质时你是怎样的人？你仍然是你吗？

_____

_____

_____

_____

_____

_____

_____

_____

_____

（2）这个特质是否在特定的环境下会显现出来，而在其他环境中则不明显？如果这个特质必须在特定的环境下才会出现，那么这个特质真的定义了你吗？

_____

_____

_____

_____

_____

_____

（3）是什么原因和条件导致你第一次表现出这个特质（早期经历、遗传学因素、生活压力等等）？

_____

_____

_____

_____

_____

_____

(4) 是你选择了拥有这个特质吗？对于你是否表现出此特质，你有没有很多的选择？如果你别无选择，为什么要用这个特质来评价自己？

_____

_____

_____

_____

_____

_____

_____

_____

（5）当你重新定义你的自我描述，而不是用这个特质去定义自己时，会发生什么呢？

_____

_____

_____

_____

_____

_____

二、练习要点

1. 日常练习

（1）深情地呼吸。

（2）回想自己喜欢或爱的对象，感受他们的脆弱，给他们祝福，也给自己祝福。

（3）回想一件困难的事情，感受它带来的负性情绪，思考这些情绪在告诉自己什么。

（4）思考自己平时如何评判自己？自己有何特质？在什么情境下会做出这样的评判？如果重新评价自己，会发生什么呢。

2. 家庭作业

（1）每日练习：向你需要感恩的人表达爱与友好。

（2）注意那些对你或他人进行批判的情境。看看你是否能化解这些批评。要化解这些批评，你需要听取什么、做些什么？

第五节　寻找内心自悯的声音

或许大部分人在很小的时候就开始被这样一种声音包围——"你要做到最好""你一定要成为一个优秀的人"，这种声音可能是来自最亲近的父母、老师或者别的重要的人。于是，你从懵懵懂懂的年龄就开始学会将失败看作缺陷，不允许自己身上存在缺陷，反复告诉自己完美的才是最好的。"不完美"驱策着你向前冲，头颅高高抬起，不愿意看到自己身上那些被自己命名为"缺陷"的部分，因为这些部分只会让自己羞耻。他人的伤害有时能得到你的原谅，但你却永远不能原谅自己的"缺陷"。本节的练习将让你将注意力放在自己身上承受压力的部位，学习用宽容和平静的话语安慰自己，也安慰自己的身上不喜欢的部分。通过这部分练习，你将进一步接纳自己，卸下身上的压力重担。

一、练习内容

1. 仁慈和自悯

寻找一个舒适的姿势坐下，选择一种让你更舒适的方式，适当地舒展身躯并放松你的身体，缓缓地闭上或微闭你的眼睛做几次深呼吸，以感受自己的身体和此刻静静流淌的时间。把手放在胸口一会儿，提醒自己要善待自己。想象自己坐着的样子。注意你的坐姿，就像从外部看到自己一样。

现在把你的注意力集中在身体内部，感受身体的脉搏和细微的震动。

将注意力集中在让你最容易觉察到呼吸的位置。感受呼吸的气体是如何在你的身体内移动的，当你的注意力分散时，再次将注意力轻轻地放在呼吸上。

几分钟后，开始注意身体上有压力感觉的部位，可能是在脖子、下巴、腹部或前额。

还要注意此刻你是否有一些不好的情绪，比如对未来的担忧或对过去的不安。同时，告诉自己：我们的身体每天都承受着压力和忧虑。

在知晓自己身体所承受的压力后，现在给予自己善意。轻柔地对自己说出这些句子：

愿我平安。

愿我能平静下来。

愿我善待自己。

愿我接受自己本来的样子。

当你注意到自己走神了，慢慢地回到这些轻柔的短句、身体不舒服的感觉或者想法上。

如果你感觉自己充满了情绪，你可以回到对呼吸的关注上。你也可以命名这种情绪，或者在身体的某些部位寻找它，然后舒缓它。当你再次感到舒服的时候，再回到短句上来。

最后，做几次呼吸，静坐休息一下。你知道，你可以在你需要的时候随时重温这些短句。

轻轻地睁开眼睛。

2. 致自己的慰问信

每个人的身上都有自己不喜欢的地方，这可能会让他们感到羞耻、没有安全感或感觉自己不够好。不完美是人的本性，而失败和不足的感觉是人类生活经历的一部分。试着写一个使自己感到羞耻或感觉自己不够好的地方（如外表、疾病、工作、人际关系……）你的这一方面是如何让你感到恐惧、悲伤、沮丧、不安或愤怒的？当你想到它时，你有什么情绪？这是你和自己之间的事，所以请尽量在情感上诚实，不要压抑任何感情，同时也不要过度夸张。试着如实地去感受自己的情绪然后把它们写下来。

_____

_____

_____

_____

_____

_____

_____

现在，想象自己有一个假想的朋友，他或她友善且富有怜悯心，并无条件地爱你、接纳你。想象一下，这位朋友能看到你所有的长处和短处，包括你刚刚写到的自己的方方面面。想象这个朋友对你的感觉，想象你是怎样被他或她所爱和接纳的，尽管你和所有人一样不完美。他或她能认识到人性的局限性，知道所有的人类都不完美，但仍然爱你并接纳你，对你友善和宽容。这位朋友以他或她的大智慧，了解了你的生活史和你生命中发生的数百万件事情，这些事情造就了现在的你。许多你无法选择的事情造成了你的不完美比如：基因、家族史、生活环境——这些都是你无法控制的。

_____

_____

_____

_____

_____

_____

_____

从这个假想朋友的角度给自己写封信，专注在你倾向于认为自己有所不足的方面上。这个朋友会从无限怜悯和悲悯的角度对你的"缺陷"说些什么呢？这个朋友会如何表达他或她对你的深切怜悯，尤其是当你如此严厉地评判自己并感到痛苦的时候，这位朋友会写些什么来提醒你自己是普通人，每个人都有长处和短处。如果你认为这位朋友可能会建议你做出改变，这些建议会如何体现无条件的理解和怜悯呢？当你从这个假想的朋友的角度给自己写信时，试着在信中注入他或她对你的接纳、善良、关心和对你健康和幸福的渴望。

_____

_____

_____

_____

_____

_____

_____

写完信后，把它放一会儿。然后再回来阅读一遍，让文字真正地被你吸收。当它倾注在你身上时，感受它的悲悯，它会像夏日里的凉风一样抚慰你。爱、联结和接纳自我是你与生俱来的权利。如果想要拥有它们，你只需要寻找内心的声音。

_____

_____

_____

_____

_____

_____

_____

3. 简单的身体扫描和放松

当我们紧张的时候，我们身体的各个方面都会加速，因为压力通常意味着身体察觉到威胁，并且准备开始行动。现在，我们将探索各种方法来尝试放松和安慰自己，给我们的大脑一个恢复的机会。实际上，现在已经有很多不同的有效的休息放松方式，例如有些人喜欢通过散步、画画、演奏乐器或社交等活动来放松。这些活动都可以通过减轻我们思想的压力来使我们放松。

现在我们即将进行另外一个"注意和返回"练习，但这一次我们将专注于让自己放松。我们将关注于释放紧张感——这指不将紧张感视为必须摆脱的坏事或敌人，而将其视为我们的身体试图保护我们的一种可理解的方式（通过使身体紧张，进而准备采取行动）。我们需要保持舒缓的状态，帮助身体明白现在不需要紧张。当我们释放紧张感时，就如同允许身体进行放松，由此对自己的身体表示感谢。

现在，再一次试着把注意力集中在你的呼吸上，直到你发现那个最舒适、舒缓的节奏。如果这对你来说有点困难，不必担心，用你觉得最舒服的方式呼吸就行。当你做到这点后，将注意力集中在腿上，注意一下腿部的感觉。想象一下，你腿部所有的紧张都从上流到下，再流向地板。你的腿对此会感到很感激。吸气时，可以让你的肌肉轻微地紧张起来，呼气时让肌肉放松下来，有时这会非常有用。只要你觉得这是有帮助的，就可以花尽可能多的时间来探索和练习这项以善意来带走紧张的练习。

现在让我们把注意力集中在身体上，想象我们身体的紧张从肩膀逐渐下降到胃部，当你呼气时，想象紧张逐渐下降到你的腿上，地板上，然后离你远去。如果你觉得有效，可以在吸气时轻轻收紧你的腹部和背部肌肉，然后在呼气时放松。这就如同想象将紧张从流经你双腿到地板的血管中排空……你的身体对此感到感激，你也对它感到友善。

现在把注意力集中在你的指尖，到你的手腕、手臂、手肘再到肩膀。想象一下处于那些位置的紧张可以被释放，可以让它们离开。然后轻轻地释放你的紧张感，这样它就可以顺着你的身体，流到腿上，然后落到地板上……

现在想象一下你的脑袋、脖子和前额处的紧张。紧张已经成为你行动上的报警系统，现在它将要被释放——休息一下。因此让我们再来一次，当你呼气时，想象它通过你的身体，到腿上，然后到地板上……

现在我们把注意放在你的全身。每次呼气时，将注意力集中在"放松"这个关键词上。想象一下你的身体变得更加轻松……可以花大概 1 分钟的时间来进行这部分练习。

现在，我们结束这个练习。做一次深呼吸，稍微移动一下身体，并注意身体的感觉，以及身体由于释放紧张而对你产生感激的程度。当你准备好了，就可以站起来，继续你的一天。

只要你觉得这个练习有用，就可以经常练习。这项练习也能助人入睡。记住，如果你在做这项练习的时候走神了，只需轻轻地将注意带回到练习任务中。这是一个基本练习，可以有很多不同的变体，你可以去探索并找到最适合自己的放松练习。你需要做的就是练习，看看会发生什么，当你试图放松，但你的思绪偏离了专注和放松时，你只需要"注意并返回"。当你坐在那里，让自己专注于你的呼吸，你可能会变得更加放松，因为你越来越熟悉你的身体，你可能会更加意识到紧张处于你身体的那个部位。你可以慢慢地把自己的身体当成朋友，或者成为自己身体的朋友，对自己的身体感兴趣，了解如何滋养它，照顾它，帮助它放松。紧张不是你需要摆脱的敌人，因为它只是一种保护的形式，并让你的身体做好行动的准备，所以对它从你的身体中释放出来表示感激。专注于做这些练习时表达对身体的感激之情。

当我们参与其他活动时，也可以使用这些"与我们身体同在"的方式。假设你需要进行治疗或接受检查，我们可以通过在做这些事情的时候进行放松来练习这些方法，而不是将自己放空并反复地思考我们的困难。培养一个放松的身体是一种很好的友善、温柔和滋养身体的方式。

4. 友善唤起

在这个练习中，我们将想象他人从你这获得善良和悲悯。请安静地坐在不会被打扰的地方，专注于你的呼吸。如果可以的话，试着回忆一下你对某个人（如果你愿意的话，对象是动物也是可以的）非常友善的时刻。

尽量不要选择这个人（或动物）非常痛苦的时刻，因为那样你可能会把注意力集中在痛苦之上。

这个练习的重点是唤起帮助他人的动力以及感受善意。记住，需要重点回忆的是你的行为和意图以及随之而来的感受。现在请回想自己对心目中的这个人（或动物）充满悲悯的时刻。

想象自己在成长，变得更平静、更聪明、更坚强、更成熟，并且能够帮助那个人。

当回忆起自己善良的感受时，注意你身体的变化。

花点时间舒展自己的身体。请注意，真正真诚的愿望是让另一个人摆脱痛苦并重新振作起来。

花一分钟，如果可以的话最好多花一点时间，回想自己当时说话的语气，你说了什么，你做了什么或者想做什么。

花一分钟，如果可以的话最好多花一点时间，想想自己善待他人时获得的快乐。

现在只需专注于你想要成为一个乐于助人和善良的人的愿望；专注于此刻温暖而充实的感觉；专注于此刻你的语调、你的声音和行为中的智慧。

当你完成此项练习后，你可以做一些笔记，记录下你此刻的感受。

二、练习要点

1. 日常练习

（1）觉察身上承担压力的部位，并给予仁慈和怜悯。

（2）给自己写一封慰问信，找到自己身上不满意的地方，以一位完全接纳的朋友的姿态安慰自己。

2. 家庭作业

（1）对自己和需要感恩的人表达爱与善意。

（2）练习使人平静的词语或措辞。

第六节　将自悯深入生活

可能在确诊癌症之后，你会不断地思考生命终结之时的情形。行到生命终结之时，你希望别人如何总结你的一生？已然过去的生命让你坚定了怎样的生活价值观？有些人走着走着就忘了自己的本心，而有些人甚至都不知道自己应该坚持什么，混混沌沌地活着，也稀里糊涂地死去，或许在生命的最后一刻才知道自己想要的是什么，留下一句人之将死时的善言。本节的练习将启发你如何将自悯更加深入地与自己的生活结合，以过去为鉴，思考未来，指引当下。

一、练习内容

1. 爱、友好与自悯

寻找一个舒适的姿势坐下，适当地舒展身躯并放松你的身体，缓缓地闭上或微闭你的眼睛。做几次深呼吸以感受你的身体、融入当下。把手放在你胸口的位置，停留一会儿，提醒你要善待自己。

想象自己坐着的样子。注意你在椅子上的坐姿，就好像你正从身体外看着自己一样。

现在将你的注意力集中到你的身体内部，感受身体的脉搏和细微的颤动。

将注意力集中在让你最容易觉察到呼吸的位置。感受你的呼吸如何在身体里移动，当你的注意力分散时，再次将注意力轻轻地放在呼吸上。

几分钟之后，开始觉察压力给你带来的躯体感觉，这些躯体感觉可能会在你的脖子、下巴、腹部或前额上。

还要注意此刻你是否有一些不好的情绪，例如对未来的担忧或对过去的不安。同时，告诉自己：我们的身体每天都承受着压力和忧虑。

在知晓自己身体所称承受的压力后，给予自己善意。轻轻地、温柔地对自己说下面的话："愿我平安。""愿我安宁。""愿我能善待自己。""愿我能接纳自己。"

当你注意到自己走神了，让注意慢慢地回到这些轻柔的话语上，或者回到那些让你不舒服的感觉或令你产生这些感觉的想法上。让一切慢慢进行。

如果你曾经能够掌控你的情绪，总是可以将注意的重点放回到你的呼吸上，那么你可以给这种情绪命名，或者在身体的某个部位寻找它，然后舒缓这种感受，当你的感觉再次好起来时，你可以重新回到这几句话上。

最后，做几次深呼吸，静坐休息一下。你可以在任何你需要的时刻重温这些句子。慢慢地睁开你的眼睛。

2. 定心冥想

定心冥想是一种发掘自悯词语或句子的技术，这些词语和句子可以专门应用于你以及你当前的处境。进行爱与友好冥想的初级练习者可以运用定心冥想去发掘属于自己的、个性化的爱与友好的语句。

舒服地坐下，闭上双眼，做几次深长、舒缓的呼吸。

觉察你的姿势——是坐下的姿势，而不是躺着或站着的姿势。感受身体内部的感觉。如果你有任何身体的不适，用你的意识轻轻地安抚这种不舒服。如果你有情绪上的困扰，觉察情绪并让情绪停下。

将一只或两只手放在你胸口的位置上，提醒自己要给自己充满爱意的关注。感受双手的温度和轻柔的压力，以及每一次呼吸时胸口在双手下的起伏。

将注意力持续集中在你的呼吸上，并让你的意识深入到呼吸的体验里。

继续进行呼吸，将注意力放在你呼气和吸气的间隙中，感受这个间隙，让你的意识沉浸在呼气和下一次吸气之间的间隙里。

呼吸似乎是凭空而来——实际上它无时不在，在你熟睡时仍然维持你的健康。将自己沉浸在这深邃的、空荡的一呼一吸间，这是最微弱的运动，是一片和平且自由的土壤。

就像你的呼吸不知从何而来一样，你的想法也从一个深远、安静、看不见的地方浮现出来。当你准备好时，倾听可能会涌现出来的任何词语。敞开心扉，用心接受这些词或语句，它们可能正是你现在需要听到的词句。如果这些词或语句是从你的心底里浮现出来的，它们会是什么呢？

花几分钟做下面的事。呼吸，放松，对从内心深处涌现的词句敞开心扉。如果没有词语出现，只要保持呼吸就好。如果出现了一些词句，就在脑海里反复琢磨这些词语，并选择一个与你当下的生活完美契合的词语。这些词句可能是"爱""随他去吧""我爱你""是的""信任""和平"或者"宽容"。

当你脑海中出现了这些词语或句子后，让自己尽情沉浸其中，在脑海里反复琢磨这些词句。如果你觉察到你的思维在游离，将思维轻柔地重新带回到这些词句上。

一段时间后，停下你正在做的事，沉浸在你的内在体验中，让自己成为自己。

缓缓地睁开双眼。

3. 发掘核心价值

（1）想象你正在自己的葬礼上，有人正发表你的悼词。他们正在回忆你过去的生活以及你的为人……

_____

_____

_____

_____

_____

_____

_____

（2）你想听到那个人说些什么？

_____

_____

_____

_____

_____

_____

_____

（3）是否存在一些外部环境，阻碍了你按照你的价值观去生活？

_____

_____

_____

_____

_____

_____

_____

_____

（4）是否存在一些内部环境，阻碍了你依照你的价值观去生活？

_____

_____

_____

_____

_____

_____

（5）是否存在一种给你带来更多的怜悯和支持的方法，可以帮助你更好地依照你的价值观去生活？

_____

_____

_____

_____

_____

_____

4. 许下承诺

以你自己的方式写下一个承诺，告诉自己你将如何依照你的价值观去生活。例如，"当我犯错误时，希望我能对自己有耐心"。

_____

_____

_____

_____

_____

_____

_____

_____

5. 发现一线希望

（1）描述一件过去发生的事，这件事在当时看起来不可能发生，而现在的你从中学到了重要的东西。

_____

_____

_____

_____

_____

_____

_____

（2）如果可以的话，描述一个现在正在发生的事件，也许是实际生活中的，也许它只存在于情绪中，这个事件看起来不会发生，或者你认为你无法度过这个事件。

_____

_____

_____

_____

_____

_____

_____

（3）假设你能挺过去，你可以从现在的事件中学到什么？一旦你渡过难关，你会有怎样更深刻的理解？

_____

_____

_____

_____

_____

_____

（4）是否有一种方法，能给这个情境中的你更多的自悯，并帮助你学习与成长？

_____

_____

_____

_____

_____

_____

二、练习要点

1. 日常练习

（1）觉察压力带给自己躯体的感觉，给予自己善意。

（2）定心冥想，给自己充满爱意的关注，并倾听内心涌现出来的词语。

（3）想象在自己的葬礼上，你希望别人如何去总结你的一生？你的生活的核心价值是什么？生活中有阻碍你核心价值实现的事物吗？你是怎么做的？你会怎样坚持自己的价值？

（4）许下对自己的承诺，告诉自己会如何依照自己的核心价值去生活。

（5）从自己的过去经验中，发现用来应对当下困境的希望。回忆你以前认为不可能发生的事情，你从中学到了什么？这些经验如何指导你以后的生活？

2. 家庭作业

（1）每日定心冥想。

（2）每天对需要感恩的人和自己进行爱与善意的冥想训练。

（3）每天从事一个与你的诺言相符合的活动或行为。

第七节　管理负面情绪

当糟糕的事件发生时，负面情绪总是瞬间涌上心头，愤怒可能让我们做出伤害自己或者他人的行为，悲伤可能让我们如坠深渊、一蹶不振，恐惧让我们畏葸不前……各种各样的负面情绪有可能加深我们的困境。如何管理自己的负面情绪也成为了成年人的"必修课"。但负面情绪并不是只会带来麻烦，读懂它们背后的意义能帮助我们更进一步破除难关。因而，本节的练习致力于教会我们如何用自悯的方式来管理负面情绪。

一、练习内容

1. 放松、安慰和允许

请找一个舒服的姿势，闭上眼睛，做三次放松的呼吸。将你的手放在胸口几分钟，提醒自己现在在安全的环境里，自己能够善待自己。

现在请你设想自己正处于一个轻中度困难的情境中，也许是健康问题，也许是一段关系带来的压力，或者你的爱人正处于痛苦中。你一想到这个事件就会让你的身体感受到轻微的压力。不要选择回忆非常困难或者非常琐碎的事件。现在尽可能清晰地设想一下这个场景。里面都有谁？你说了什么？发生了什么？

_____

_____

_____

_____

_____

_____

现在看看你能否说出与这种处境相关的最强烈的负面情绪：愤怒、哀伤、悲痛、困惑、害怕、渴望、绝望。然后用温柔、理解的声音向自己重复这种感情，就像你在向你的朋友确认她的感受一样："那是渴望""那是悲伤"。

现在把你意识的范围扩展到整个身体。

再次回忆之前的困难情境，用意识扫描你的身体并找到感觉最强烈的部位。在脑海中从头到脚扫描你的身体，当你感觉到你的身体紧张或不舒服时，就在此处停下来。

现在选择一个扫描时你身体里感觉最强烈的部位，也许是肌肉紧张或者疼痛的地方，比如心痛或背痛。

将你的意识轻轻地向这个疼痛的地方倾斜。

放松你身体的那个部位，自然而然地放松肌肉而非刻意要求它变软，就像给酸痛的肌肉简单加热一样。你可以悄悄对自己说："放松……放松……放松……"来加强这个过程。记住，你并不是要让这种感觉消失——你只是带着充满爱的感觉在生活。

如果你愿意的话，让自己像一个煎饼一样，从边缘开始逐渐放松。让我们慢慢地进入这种状态。

用这种方式来安慰自己。把你的手放在你的胸口处，感受你身体的呼吸。也许我们的脑海中会出现善意的话语，比如："哦，亲爱的，这是多么痛苦的经历啊！我可不可以在平和与幸福中成长呢？"

如果你愿意的话，你也可以把手放在身上承受压力的部位给予安慰。把你的身体想象成一个可爱的孩子的身体，也会有所帮助。你可以对自己说些安慰的话，或者只是重复说："放松……放松……放松。"

允许不适感的存在。不要总想着消灭这种感觉。允许不适感像家里的客人那样随意来来去去。你可以重复说："允许……允许……允许。"

"放松，安慰和允许""放松，安慰和允许"你可以像念咒语一样重复这三个词语，提醒自己以温柔的态度面对自己的痛苦。

如果你因某种情绪而感到不适，请屏住呼吸，直到感觉好些为止。

准备好了就睁开眼睛。

2. 与他人进行爱与善意的冥想

冥想大概需要 20 分钟。按照普通冥想的方式做准备，开始之前为自己或者想感谢的人重复大概 5 分钟的爱与善意的短句。请记得把一只或一双手放在你的胸口，提醒自己要关爱自我。

现在在脑海里想象一个"难以相处"人。提醒自己，这个难以相处的人正在努力寻找自己的人生道路，而这样做会给你带来痛苦。对自己说，就像我希望平静、摆脱痛苦一样，希望你也能获得内心的平静。

轻轻地重复下面这些话，在意识到这些话的意义的同时，在脑海中保持这个处境困难的人的形象。

愿你平安。

愿你获得平静。

愿你健康。

愿你生活安逸。

憎恶、厌恶、愤怒、内疚、羞耻或者悲伤的感觉会立即出现。与这些情绪一起，这些话听起来可能有些空洞。给你感受到的情绪贴上标签（如"悲伤""愤怒"），并练习自悯（愿我平安）。当你感觉好些的时候，再试着和那个处境艰难的人谈谈，对这个人的爱与善意冥想中有 99% 实际上可能是对自己的悲悯冥想。

请随意使用自悯的表达，比如："我可以对自己好一点吗"？"我可以接受我自己吗"？

在你自己（或你想感谢的人）和那个困难的人两个角色之间往返。确保你的冥想过程充满了善意的力量。

在你冥想结束之前，释放这个处于困难中的人，对他或她说：

愿我和所有人平安。

愿我和所有人安宁。

愿我和所有人健健康康。

愿我和所有人生活轻松。

轻轻睁开眼睛。

3. 处理羞耻情绪

（1）想象一个让你感觉非常糟糕的行为（你想要改变的事情或者你一想起就恨不得打自己一顿的事情）。

_____

_____

_____

_____

_____

_____

（2）写下当这种行为发生时，你经常对自己说的话。

_____

_____

_____

_____

_____

_____

（3）反思一下你在心理上对这种行为的指责，并觉察此时产生的感觉。

_____

_____

_____

_____

_____

_____

_____

（4）思考一下你为什么会批评自己，你想通过这些批评达到什么目的？批评自己会对你产生什么影响？

_____

_____

_____

_____

_____

_____

_____

_____

（5）如果这些批评有一个功能，你认为是什么？写下自我批评所扮演的角色（或起到的作用）。

_____

_____

_____

_____

_____

_____

_____

_____

（6）让这些批评知道，它们对你很有好处，它们的意图是好的，并且它们正在尽最大的努力帮助你。

_____

_____

_____

_____

_____

_____

_____

_____

（7）现在闭上眼睛想象一下你的行为。注意身体里发生了什么。现在，放松你的身体，说些宽慰自己的话。

_____

_____

_____

_____

_____

_____

_____

4. 舒缓的呼吸

现在，你可以舒适地坐着，将双脚平放在地板上，大约与肩同宽，然后将手放在腿上。闭上眼睛，如果愿意的话也可以低头看着地板。让你自己保持一个柔和的面部表情，比如一个淡淡的微笑。

现在，我们可以缓缓地集中于我们的呼吸上。当你呼吸的时候，你可以试着让空气进入你的横膈膜（横膈膜处于你肋骨的低端，在倒"V"的位置。）当你呼气和吸气时，感受你的横膈膜，和你肋骨下方的部分。只需注意你的呼吸，对你的呼吸进行实验。可以呼吸快一点或者慢一点，直到你找到一个对你来说属于你自己的，舒缓、舒适节奏的呼吸模式。就如同你在记录和联结自己身体中舒缓的节奏。

你常常会发现，你的呼吸比平常更深更缓慢。一次吸气大概 3 秒……保持……然后呼气 3 秒。注意你的呼吸速度是否太过急促，要确保你的呼气和吸气均匀平缓。

现在我们可以花一些时间专注于我们的呼吸上，注意吸气时，空气进入我们的横膈膜；呼气时，横膈膜升起，气流涌出，从鼻腔里出来。将注意力集中于鼻腔里空气进入的位置有时会很有用。想象一下，从嘴巴吸入，从鼻子里呼出，从嘴巴吸入，从鼻子呼出……专注地重复几次……

现在，我们可以休息一下。将你的注意力转向你的身体。感受你的身体在椅子和地板上的重量……使自己感受到被支撑，被支持……在当下休息吧……

请记住，如果你走神了也是完全不要紧的。只需带着好奇观察它的发生，注意你的思绪飘到了哪里，然后尽你所能地轻柔地将你的注意引导回你的身体。现在感受一下气流从你的鼻孔进出……只需轻柔地观察着……不需要改变任何事……只需让它们自己进行着。

如果你发现专注于呼吸有些困难（有些人确实如此），那么请让你的注意力放在一个物体上。找到你可能想要握住的东西，例如一个光滑的茶杯或柔软的枕头，这些东西会给你带来温柔和镇定的感觉。现在，你不仅专注于呼吸，还专注于所握住的物体，注意它在你手中的感觉，将视线尽可能地放在物体上……保持将它握在手中的感觉。

当你准备好后，请慢慢睁开眼睛，让自己回到当下。轻柔地伸展一下自己并做个深呼吸可能会让你感觉更好。

在练习中你注意到了什么？你可能已经注意到，实际上，尽管呼吸可能只有很短的时间（例如30秒），但是你的思维可能已经走神了，你可能有类似"这是什么意思？这对我有帮助吗？我做得对吗？"类似的想法，你可能也听到了房间内外各种各样的声音，也可能已经注意到有医生和病友在门外谈话和走动。我们的思想确实是很难被控制住，但当你进行如上呼吸练习的次数越多，你就越能够延长它的时间，你就会越多地注意到我们的思想是多么容易到处游荡。当你第一次进行这种专注呼吸时，你的思维从一件事转移到另一件事的倾向性可能会非常令人惊讶，但这都是非常正常的、自然的并且可以预料的。因此，我们需要训练思维，并且，在此训练中唯一重要的事情就是不要尝试创造任何东西。这并不是在试图创设一种休息的状态，也并不是在试图强迫你的大脑清除自己的想法。你所要做的就是当你的思绪走神时，让自己注意到这点，然后轻缓地将注意力重新集中到你的呼吸上，即注意和返回。注意那些让你分心的事情，然后把注意力重新转移到呼吸上。换句话说，这个练习仅仅是一个我们学习如何集中注意力的训练，无需达成什么成就。即使你脑海中有 100 个想法或者 1000 个想法，都没有关系，只需自己注意到，然后尽最大的能力，轻柔而友善地将你的注意力重新集中到呼吸上。现在，通过不断地练习"注意和返回"，慢慢你会发现你的思维跳跃得越来越少。这个练习可能会变得越来越容易，终有一天也会变得比其他练习更容易。请记住，你并不是在试图放松自己，你在此练习中所做的所有事情都是在注意你思绪的飘荡，然后重新将注意力集中在呼吸上。因此，这项练习的重点在于"注意和返回"，每次当你注意到思绪的游荡，无需对此感到不满，只需充满善意地将注意转回到你的呼吸上。

你可以随时随地进行这项练习，例如在进行癌症治疗或者检查时，你也可以选择站起来做。你需要允许给自己多一些时间，让自己专注于呼吸，让你的思想回到呼吸上。你可能会对自己为什么经常走神感兴趣，但是在任何时候都应尽力而为，不要因你总是走神而谴责它，要始终保持温柔和友善。

此项练习的关键是对过程的注意，而不是对结果的注意。这有点类似我们尝试创造良好的睡眠条件来帮助我们入睡，但是如果我们专注于我们是睡着还是要入睡，这反而使睡眠本身变得更加困难。

二、练习要点

1. 日常练习

（1）想象自己正处于困难事件中，觉察自己可能产生的负面情绪，找到承受负面情绪的身体部位，并安慰这些身体部位。

（2）依次在脑海中想象两个人：一个自己想要表达感谢的人、一个跟自己难以相处的人。向这两人表达善意和祝福。

（3）想象一件让自己感觉到非常糟糕的事情，写下对自己的批评，思考这种批评产生的目的是什么，领会批评的好处，让自己放松下来。

2. 家庭作业

（1）对那些帮助了自己的人、中立的人、挑战你的人和你自己进行爱与善意的日常练习实践。

（2）放松、安慰、容许的日常练习。

第八节　转变自己与他人的关系

　　无论是日常生活、学习还是工作，我们都避免不了人际交往。也许你是个社交达人，擅于处理各种人际关系；也许因为一些无法控制的因素使你与他人的关系开始恶化。当你与他人相处时犯了错，你也许会自责和懊悔；当别人冒犯了你，你可能会愤怒和怨恨对方。冲突和犯错无法避免，但是我们要任由这些消极情绪充斥我们的生活吗？现在，让我们尝试转变自己与他人的关系，用自悯的练习来帮助我们放下这些消极情绪，重新体验爱与善意。

一、练习内容

1.谅解自己和他人

　　我们都会犯错误。这是因为每一个思想和行动都是一个不可见世界的产物，这个经验世界贯穿时间并向外延伸到整个人生。比如说，我从父母和祖父母那里继承了我的性情，我的行为可能会受到我所处环境中无数相互作用的因素的影响——气候、人、饮食、文化、时事。因此，我对自己一言一行的掌握有限。

　　当我们犯错的时候，自然而然会感到自责。悔恨是一种有用的情绪，它提醒我们"出错了"。然而，当我们抗拒引发自责的经历时，也许是因为我们感到尴尬，那么自责就会变成内疚、沉思、防御和报复。对我们自己的错误一个健康的反应是自我宽恕。有4个步骤：

　　第一步，释放自责的痛苦。

　　第二步，承认犯错是人之常情，并试着理解导致你犯错的一些因素。

　　第三步，原谅自己，可以这样告诉自己："我可以原谅自己曾经做过的事，有意或无意地给这个人造成了伤害。"

　　第四步，下定决心不再重蹈覆辙。

　　为什么要原谅他人呢？因为宽恕往往是我们能为自己做得最好的事情，是一种放下痛苦的方式。当我们原谅别人时，我们释放了愤怒和怨恨的痛苦，但只有承认自己的痛苦，学会安慰自己，才能原谅别人。有以下步骤：

第一步，接受别人给你带来的痛苦。

第二步，对自己所遭受的痛苦给予悲悯，也许可以这样说："愿我平安，愿我安宁，愿我健康，愿我远离痛苦。"

第三步，试着去了解导致这个人行为不检或塑造他／她个性的因素（例如，经济压力、艰难的童年、低自尊、文化因素。

第四步，原谅对方，也许可以这样说："我可以原谅你有意无意地伤害了我。"

第五步，下定决心不再受到伤害。

2. 悲悯的朋友

找到一个舒适的位置坐下来，适当地挺直身躯，放松自己。轻轻地闭上眼睛。做几次深呼吸使身体平静下来。把一只或一双手放在胸口上片刻，提醒自己给予自己爱的关注。

现在想象一下，你在一个安全、舒适的房间里——就如你理想中的，一个完美的房间。

灯光恰到好处，家具也很舒适。在你自己的房间里无需有拘束的感觉。

很快你的房间就会接待一位客人，一位体现着智慧、力量、温暖和无条件接纳的光明之人。

它可能是一个知名的人物，像基督或佛陀，它也可以是在你过去出现过的一个心怀悲悯的人，像去世的祖父母；它甚至也可能只是一个没有任何特殊形式的、温暖的、爱的存在。这束光想去拜访你一小会儿。

你的房间有一扇可以打开的门。请走到门口，为前来拜访的心怀悲悯的朋友打开门。请他进来。

与心怀悲悯的朋友保持适当的距离，不要太近也不要太远。好好享受这个充满爱的人的陪伴吧。在你的脑海中想象这个朋友，并享受它的陪伴。除了细细品味当下，你没有什么特别需要做的。

这位心怀悲悯的朋友现在想要告诉你一些你生活中急需听到的事。仔细倾听他的话。如果它没有话要说，也没关系——只要和它共度时光就行了。这本身就是一种福气。

你的朋友很快又要离开了，但是在这之前，它想要给你某些东西——一件实物。当你把双手放在一起时，你的朋友伸出手，把一个物体放在你的手中，或者你手中出现一些对你有特殊意义的东西。它是什么？你从那位心怀悲悯的朋友那里得到了什么？仔细观察一下。

很快你的朋友就要离开了，但它随时都可以回来。打开门，享受你们之间最后的时光，然后相互告别。

你现在又一个人待在房间里了。让自己细细品味刚刚发生的事情，享受那些话以及给你的收获。你明白，你可以在任何时候邀请你的朋友回来。

当你准备好了，请慢慢睁开眼睛。

3. 放下怨恨

让自己安静舒适地坐着。把注意力集中在你的身体和呼吸上。

回想那些你认为该放下的故事、情境、感觉和反应。温柔地说出它们的名字（如"愤怒""悲伤"），并用充满怜悯的态度对待它们。继续呼吸。温柔地问自己："我还需要继续重复这个故事吗？""我必须要留住这些感觉吗？""是时候放下了吗？"

如果没有，给自己一点宽容和怜悯，因为你还没有准备好放下。

如果你愿意，对自己说："放下吧，放下吧。"轻轻地重复这句话。

放松身体，感觉你决定放下时在内心出现的任何空间。

静静地坐着，注意是否有任何感觉、想法等再次涌上心头。

让自己回到放松的短语上，对自己轻轻地重复："放松"。

4. 痛苦背后的温柔

让自己安静舒适地坐着。把注意力集中在你的身体和呼吸上。

注意你的大脑和身体正在发生什么。你有什么感觉？现在有什么故事涌现在你的脑海里？

现在，静静地坐着，看看能否放松下来，身体是否有额外的感觉？你可以问自己："在这种情况下有什么我需要注意而没有注意到的事情吗？"

如果没有的话，请尝试以悲悯的心态保持痛苦。如果出现较"痛苦"而言更柔和的感觉，（即悲伤或羞耻），也应悲悯地保持这些感觉。注意在头脑和身体内正在发生的事情。

在这一刻，轻轻地问自己现在需要什么。你将如何满足自己的需求？

5. 将悲悯的自我聚焦于他人

在合适的时间，找一个可以安静地坐着而不被打扰的地方。现在，尽你所能，找寻成为一个悲悯的人的感觉。有时这是很容易做到的——哪怕是最微小的一丝曙光都可以成为一个开始。现在把注意力集中到你所关心的人或事物上（例如伴侣、朋友、父母、孩子、动物、甚至植物）。然后着重引导他们的三种基本感觉和想法：

愿你如意安康。

愿你永远幸福。

愿你免于苦难。

记住，你的行为和意图才是最重要的——情感也可能紧随其后。花些时间温柔地专注于自己对他人、动物、植物的渴求和愿望。也许可以想象他们对你微笑的样子并分享你此刻的感受。好吧，如果你想的是一株植物，那就有点棘手了。但想象一下，这株植物应该会很高兴收到你的悲悯愿望。所以不论对象是谁，请花些时间关注你对对方的真诚愿望。

请试着保持专注。如果偶尔思维走神也不用担心，温柔地让思绪回到任务上。试着去注意自己的内心和身体在集中注意力练习中产生的感觉。如果刚开始没有意识到感觉也不要担心，尝试就好。这就像健身一样——在你有意识地注意到感觉不同之前，你可能需要多去健几次身。

二、练习要点

1. 日常练习

（1）人总是避免不了犯错，试着学会原谅自己、宽容他人。

（2）想象一位心怀悲悯的朋友即将来探望你，你会如何与他相处呢？

（3）也许你的过去有一些你仍放不下的执念与怨恨，现在尝试着放下它。

（4）觉察你身体的感觉和想法，询问自己内心的需求。

2. 家庭作业

（1）继续对你想感谢的人、你自己、中立的人和挑战你的人进行爱与善意练习。

（2）当不确定的情况出现时，练习"悲悯朋友冥想"。

第九节　建立自悯行为

当我们学会采用自悯的思维模式去面对自己、管理负面情绪之后，我们的内部世界会随之发生改变。在这个单元中，我们将更仔细地关注"行动"的那一面，通过不同类型的自悯行为模式，学习如何将自悯运用到行动中去。

一、练习内容

理想情况下，你现在已经能够以更悲悯的方式思考问题，这有望对你的情绪体验、身体感受产生积极影响，也可能对你的行为举止产生影响。在这个单元中，我们将更仔细地关注"行动"的那一面，看看在你的行为中表达更多悲悯意味着什么。

现在出现了一个棘手的问题：没有一种行为是与自悯相伴的。不同类型的行为模式可能会根据你个人的情况有不同的帮助。所以，为了更好地提供帮助，我们把自悯的行为模式分为三类，或许大多数人都能从中获得帮助。自我体恤的行为包括以下三类：照顾自己、照顾他人和完成任务（即关注我们需要做或不得不做的事情）。现在让我们依次讨论每一个行为模式。

1. 照顾自己

在你选择如何对待自己和如何打发时间的方式时，最明显的自悯行为就是出现在脑海中的善待关心自己的想法，可能是最明显的自悯行为。经常善待自己，可以起到预防或缓冲情绪痛苦的作用。所以，请善待自己，特别是在我们遭遇困难的时候，就像我们会去帮助有需要的朋友一样来帮助自己，这样做可以帮助我们有效克服负面情绪。

在活动中进行自我觉察和自我照顾的形式，通过仔细考虑我们所从事的活动来照顾自己，通常被称为自我慰藉或自我培养。自我慰藉的方式通常为包括有目的地参与一些能够让自己感到温暖和关怀的活动，这些活动提供温暖和被关心的感觉能帮助我们度过某些艰难的时光时刻。

需要注意的是，自我慰藉具有较大的个体差异。同一种想法对某个人来说可能是善待自己，但是对另一个人来说却可能是噩梦。这就需要通过尝试各种各样不同的活动才能得到，才能找到让你自己感受到温暖和关怀感觉良好的最佳活动方案以及让你关心和善待自己的感觉。我们在专栏 3-1 列出了一些可能的自我慰藉活动的参考。这并不是说清单上的每一个活动你都必须完成，有些活动可能会吸引你去尝试，有些则不会，只需尝试进行其中比较吸引你的活动即可。此外，可以通过列一个范围较大的清单，采取头脑风暴的形式来寻找其他可能对你起作用的活动。

时常看看清单，并在任何勾出你尝试意愿的活动下划线。或者当你下一次遭遇某种困难的时候，这份清单也许可以给你提供帮助。当然，你也可以在这份清单提供的空间中添加其他你能想到的活动。这些活动的目的不是消除你的情感痛苦或解决手头的问题，而是让你看看当你选择善待自己，让自己参与到自我慰藉的活动中时会发生什么。

专栏 3-1 自我慰藉活动

你可以尝试的一些自我慰藉活动：

☐ 1. 为自己做一顿大餐或小吃

☐ 2. 出去吃一顿大餐或小吃

☐ 3. 品尝最喜欢的饮料（不含酒精）

☐ 4. 去一家最喜欢的咖啡馆

☐ 5. 去野餐

☐ 6. 和朋友见面喝咖啡，吃午饭，散步等

☐ 7. 打电话给朋友聊天

☐ 8. 在宜人的环境中散步

☐ 9. 欣赏优美的艺术或风景

☐ 10. 去一个美丽的地方

☐ 11. 享受阳光

☐ 12. 去海滩

☐ 13. 点亮一支蜡烛

☐ 14. 看星星

☐ 15. 播放舒缓或愉快的音乐

☐ 16. 享受大自然的声音

☐ 17. 唱歌

☐ 18. 用最喜欢的香水或乳液

☐ 19. 享受大自然的气味或花香

☐ 20. 做一次泡泡浴

☐ 21. 泡个久点的澡

☐ 22. 做个按摩

☐ 23. 放松自己

☐ 24. 泡个脚

☐ 25. 轻柔地梳头

☐ 26. 做指甲

☐ 27. 读一本好书或杂志

☐ 28. 看一部好电影或电视节目

☐ 29. 抚摸你的狗或猫

☐ 30. 拥抱你自己

☐ 31. 拥抱别人

☐ 32. 想象一个放松的场景或安全的地方

☐ 33. 放松或冥想

☐ 34. 深呼吸

☐ 35. 对自己微笑

☐ 36. 大声笑出来

☐ 37. 休息一下（享受卧床休息 20 分钟）

☐ 38. 其他

当我们试图通过尝试新活动来改变自己的行为时，最重要的是要制定一个具体的计划，这个计划包括我们要做什么以及什么时候去做。

理想情况下，制定一个你可以每天都做的自我舒缓活动。并不是每一项活动都非常耗时，通过简单的规划可以使有些活动很容易地融入你的日常生活，只是需要一点

点规划就可以。然而,如果你觉得每天做一项活动有些力不从心,那就选择你现在可以做到的事情,然后在接下来的几周继续做下去。

在本单元的末尾,你将看到一个关于自我慰藉的每周活动计划表,你可以从中选择偏好的活动来帮助自己规划本周的新活动。浏览你在自我慰藉活动列表中划线的活动,从那些你划了线的活动开始,把这些活动安排到下周的日程安排中——这些活动就会成为你为下周事先计划好的自我慰藉活动。

自我慰藉活动并不是必须按部就班的。当你发现自己正在经历某段艰难的时光,需要给自己一点悲悯时,也可以尝试进行自我慰藉活动。比如,在手机上保存一首你喜欢的歌曲或冥想曲目以便随时播放,或者随身携带一支你喜欢的护手霜随时涂抹等。

现在,请写下你会考虑进行的自我慰藉活动。在接下来的几周里,当你需要一些悲悯的时候,请尝试进行这些活动。

_____

_____

_____

_____

_____

_____

请记住,照顾自己就是要像对待难过的朋友那样关心和善待自己。当朋友遇到困难时,你会安慰他们,会想做些什么让朋友重新振作起来。那么,对自己也可以同样如此。当人们第一次尝试善待自己时,可能会产生一种"恶心"的感觉。唯一能克服这种感觉的办法就是不断尝试。最初,这种对待自己的方式会让人感到陌生,甚至可能会觉得有些怪异。但就像任何事情一样,如果你坚持这样做,最终总会习惯的。你甚至可能会喜欢上这种善待自己的方式。所以大胆尝试吧,你能有什么损失呢?

2. 关照他人

对他人表现出悲悯也能帮助我们建立自悯。无论是对内帮助自己还是对外帮助他人,我们在悲悯上花的时间越多,我们的慰藉系统就越活跃,从而对我们自身的心理健康和所获得的幸福感就越有帮助。

现在,让我们具体想想我们应该如何向我们周围的人表达善意和感激,包括亲密的亲人和完全陌生的人。很重要的一点是,"照顾他人"的想法绝不应该以"照顾自己"

为代价，两者是同等重要的。我们首先要照顾好自己，只有这样我们才有精力和能力去照顾别人。这跟你在飞机上听到的安全信息（在帮助别人之前先给自己戴上氧气面罩）是一样的道理。如果你已经能够很好地进行自我慰藉活动，那么你也能很好地对他人表现出同样的善意。

值得注意的是，"照顾他人"并不等同于被动地、不自信地服从他人的要求，也不仅仅是做别人叫你做的事。照顾他人的动机应该来自我们内心的善良，我们希望通过我们的行为以某种方式向他人表达善意。这并不代表我们需要屈从于别人，做别人想要我们做而我们并不想做的事。

当我们思考如何去照顾别人的时候，以下是一些可以帮助你开始的方法。当然，你也许可以想出其他不在列表中的方式来向伴侣、家人、朋友或陌生人表达善意。

感谢我身边的人为我所做的一切。例如，给对方一个拥抱，告诉对方我有多感激他们为我做的一切——为我制定治疗计划、开车送我去医院、帮我处理杂务、听我倾诉我的痛苦、花时间陪我缓解不适等等。

为我关心的人制定一个美好的计划。例如，安排一次惊喜晚餐、计划一个生日礼物或送一束花等。

做一些会让我在乎的人开心的事。例如，给他们手写一封感谢信，表达对他们的感谢与关心，记得他们的生日等等。

赞美我在乎的人。例如，告诉他们我欣赏或喜爱他们的地方——可以是他们的幽默感、爱心、智慧、忠诚、正义感、耐心和坚韧等等。

善待陌生人。例如，帮助同病房的病友打饭，向病友提供力所能及的帮助，向为我们提供帮助的人表达感谢等。

首先，想想在生活中你想要向其表达善意的人（比如，你的伴侣，特定的家庭成员，特定的朋友、同事或同学，或为你治疗的医务人员）。当你心中有了一些人选后，列出在未来几周内你能为这些人做的事情。当机会来临的时候，你就可以自然地实施计划（例如，下次在你看到你的主治大夫时向他表达感谢，并给他你手写的感谢信）。有些事情可以临场发挥，但是有些事情则需要提前计划好。你可以使用本单元末尾的每周活动计划表来明确你将要做的事情，并计划好实施的时间。

我想表达善意的人是：

我想怎样表达善意：

当你开始行动时，注意你的悲悯行为对自己和周围的人产生的影响。当你为别人做好事时，你有什么感觉？人们对你的回应如何？这样做对你们关系有什么影响？当然，我们需要对自己多一些悲悯，但是更广阔的世界也需要更多悲悯，而你对他人的善行将会给予世界更多的悲悯。

3. 完成使命

正如我们之前练习的，悲悯不仅仅是温暖的、模糊的、善良的东西——这些当然非常重要，不能低估。但是悲悯也包括一些艰难的部分，比如面对困难时的勇气和力量，尝试做一些需要的事情来缓解困难等。这就是"完成使命"这个想法的由来。它告诉我们如果遇到问题，就要面对问题，而不是选择逃避它，并尽我们所能去攻克它。当然，这并不意味着所有的问题都可以克服，而且在某些情况下，用自我慰藉的活动形式和自悯的思考方式来照顾自己就将会显得十分特别重要，这将帮助我们度过一段我们无能为力的困难时期。

虽然我们可能会面对很多难以解决的问题，但是我们可以去尝试采取一些行动，让我们感受到的无助或无望少一些。

面对不同的情况或问题，我们需要采取不同的悲悯行为。但一个指导性的经验法则可以给我们提供一些帮助。如果情况客观上是安全的（例如，其他人这样做并没有对他们真正造成伤害），那就试着"采取相反的行动"来应对你的预警系统，也就是说，做出与焦虑、愤怒或沮丧告诉你要做的事情相反的行为。接下来的专栏 3–2 "相反行为"指南也许会给你一些建议。

专栏 3–2 "相反行为"指南

预警系统表示……	相反的……
1. 避免做会让我觉得焦虑的事。	1. 不要逃避让你焦虑的处境。假设这实际上是一个对你来说较为安全的处境，你可以就设法逐渐地面对这些情况并坚持下去，直到你克服了焦虑。反复这样做之后，你会慢慢建立起信心，相信眼下的情况是安全的，并且相信自己可以应对焦虑。
2. 放弃吧，因为我对这个问题无能为力。	2. 不要放弃，尝试去解决问题。首先弄清楚问题是什么，然后想出解决问题的所有可能方法。列出几个最佳解决方案，并仔细考虑每种方案的利弊。然后选择一个你想尝试的解决方案，并将其分解为实现该解决方案所涉及的步骤。从第一步开始，坚持下去。如果它不起作用，那就回到你的其他解决方案并继续尝试，直到解决问题。
3. 因为太辛苦、太可怕、太无聊等原因而拖延和推迟需要做的事情。	3. 现在就开始。把任务分成几个步骤。需要做的最小的第一步是什么？不管你感觉如何，都要从这开始。一旦你开始行动，你会发现事情变得容易了。
4. 通过酗酒、节食或暴饮暴食、自残等方式逃避自己的问题和麻痹自己的感受。	4. 相反，你应该通过悲悯的方式思考来表现自己的悲悯（例如，写充满悲悯的思考日记或给他人的信件），并照顾好自己（例如，自我慰藉的活动，减少酒精和药物的使用，健康规律的饮食等等）。
5. 让自己远离所有人和事，这样我就不会受伤。	5. 取而代之的是照顾自己（即自我慰藉的活动）和关照他人（即通过为他人做好事来与他人建立联系）。
6. 消极对待别人的要求或者对别人咄咄逼人。	6. 自信地与人交流。清晰冷静地表达你的需求，倾听他人的观点，然后共同努力，让你的需求被考虑和满足，协商出一个好的结果。
7. 不要原谅别人，因为他们只会再次伤害我。	7. 如果不原谅某人给你带来了很多痛苦，那就考虑接受并放下过去的伤害。悲悯地思考（例如，写充满悲悯的日记或写充满悲悯的信件）可能会帮助你度过这段过去的伤痛。记住，你可以原谅别人，但同时也要设置好界限，保护自己不被再次伤害。

本练习给出了一些关于如何克服一般性回避行为的建议。如果你坚信自己的回避行为是与社交的场合、害怕恐慌发作或和严重的健康问题有关，你可能会想看看"不再害羞""应急站"和"帮助健康焦虑"等板块上针对这些具体问题的相关信息。此外，如果你需要进一步的帮助来解决上面提到的对立行为，本书还有其他的信息可以为你提供帮助（例如"坚持自己的主张""克服拖延""克服饮食失调"等）。

现在，让我们想想这些"相反行为"的想法是怎么在你身上见效的。你有什么使命需要完成？在你的生活中，有没有什么问题或情况需要你面对或解决？为了让你的生活更美好，有没有什么需要处理和克服的事情？

专栏 3-3 将告诉你如何更清楚、更具体地了解你自己需要做什么。先通读一遍，然后自己试一试。

专栏 3-3 "相反行为"的想法如何见效

我的问题是：不想去做化疗

相反我需要：

按时去，尽管这让我痛苦。但这是让我恢复健康的唯一方法，我真的很想好起来。

开始克服这个问题的步骤包括：

①准备好要去化疗的物品

②邀请一个人和自己一起去化疗

③和主治医生聊聊，确认化疗的作用和疗程

④提前一天吃一些自己喜欢的，让自己舒服的食物

⑤化疗当天穿舒服的衣服，带上自己喜欢的书或者其他的东西

⑥化疗时出现不适症状时尽可能的缓解自己的症状。

我的问题是：

预警系统告诉我：

相反，我需要：

开始克服这个问题的步骤包括：

现在至少在你的每周日程表中计划好第一步。如果这一步感觉太快也太多了，看看你是否可以把这一步进一步分解，让它变得更容易实现。

如果你正试图探究悲悯行为在某种特定情景下会是什么，那就放慢呼吸，去了解你的悲悯形象是怎样的，然后看看它对你所面临的情况或问题会提出的处理建议。

但你要明白，相反的行为往往是具有挑战性的，尤其当事情没有按计划进行的时候。这会使你形成自我批评的思维。当你为自己设定的任务完成时，请注意是否出现了这种情况，并尝试用你缓慢的呼吸和悲悯形象来激活那种悲悯的态度。

3. 制定每周活动计划

使用下面的时间表（专栏 3-4）来计划你下周的活动。当然，为了照顾好自己而进行的自我慰藉活动是最重要的。但同时也要安排一些与关照他人或完成使命有关的活动。明确你要做什么，以及什么时候做。如果由于某种原因，你最终没有完成计划的内容，也无需自责。相反，要用悲悯之心对待自己，并为这个活动重新安排一个时间计划。

专栏 3-4 每周活动计划表

时间	星期一	星期二	星期三	星期四	星期五	星期六	星期日
8-9							
9-10							
10-11							
11-12							
12-13							
13-14							
14-15							
15-16							
16-17							
17-18							
18-19							
19-20							
20-22							
22-24							

没有任何单一的行为是与自悯相伴的。需要根据你的情况，结合各种类型的悲悯行为才能使结果更加有效。简单来说，我们可以把悲悯行为分为三类：照顾自己、关照他人和完成使命。

当谈到自悯时，通过有目的地进行自我慰藉的活动来照顾自己是一个优先事项。自我慰藉包括参与养育活动，这种活动能给我们温暖和被关爱的感觉；还能帮助我们度过艰难时期。需要注意的是，自我慰藉活动需要提前制定好计划和具体的方案，以便在我们遭遇负面情绪时可以及时从脑海中调动和施行。

通过关照他人而表现出的悲悯也能加强我们悲悯的一面。思考你如何向你的伴侣、家人、朋友或陌生人表达善意，并注意你的善意对自己和他人的影响。

进行悲悯行为也需要勇气和力量，因为我们需要完成任务。这意味着我们要面对问题并采取行动，而不是采取回避、放弃、拖延、逃避或麻痹我们的感情、孤立自己、消极或咄咄逼人、不饶人的方式面对问题。当预警系统变得不合理和过于敏感时，试着去做与它告诉你的相反的事情。

在改变我们的行为时，最重要的是要计划好我们要做什么以及什么时候去做。可以使用每周活动计划来帮助你完成这个过程。

二、练习要点

1. 日常练习

（1）思考：我们如何照顾自己？我们如何照顾他人？我们如何直面问题，克服困难，完成使命？

2. 家庭作业

（1）记录并时常翻阅能够给自己带来慰藉的自悯活动。

（2）制定每天均可练习的自悯活动。

（3）每日思考如何能帮助到他人，制定计划并实行。

（4）当你遇到困难时，使用相反行为指南表。

第四章　团体自悯训练

自悯训练不仅可以用于个体居家练习，也可以在团体治疗咨询师的指导下进行团体训练。特别是对于癌症患者而言，接受团体心理干预已被广泛证实为一种可以有效改善患者的癌症应对、心身健康的一种方式。近年来，研究者们也开始探讨如何通过团体治疗的方式对癌症患者进行自悯训练，以期通过提升患者的自悯水平进而改善其身心健康。本章以癌症复发恐惧为例，介绍笔者近年来通过临床实践总结出的一套行之有效的团体自悯训练课程，该课程需由专业的心理咨询师以团体方式来进行，共计 8 周，每周 1 次团体课程。

第一节　理解癌症复发恐惧情绪（第 1 周）

一、训练导引

建立团体，介绍自悯训练课程，理解癌症复发恐惧的形成过程。

二、训练内容

1. 问候

介绍咨询师和助手，介绍团体辅导的意义（因为有些成员可能从未参加过团体辅导），使成员了解团体性质、目标及团体规范。

2. 破冰游戏

（1）滚雪球（有助于活跃气氛和促进成员之间的了解）

步骤：从一位成员开始介绍自己叫什么，来自哪里，除第一位成员之外，每位成员需要把前一位成员说过的话复述出来。例如，成员 1：我叫小王，来自山东。成员 2：她叫小王，来自山东；我叫小李，来自山西；成员 3：她叫小王，来自山东；她叫小李，来自山西，我叫小周，来自四川；以此类推。有成员接不下去则从这位成员重新开始。

（2）捉蜻蜓（有助于借助肢体活跃气氛，增进成员感情）

成员伸出左手食指向上指，右手握住右边成员的手指，咨询师说"开始"后，每位成员需立即抓住右边成员的手指，同时避免自己的手指被左边的成员抓住。

3. 呼吸练习

（1）开放的、平和的觉知

找一个舒服的姿势，坐着、躺着或站着……注意你现在正在经历的事情……思想、感觉、身体觉知或声音……回忆我们周围发生的一切，愉快的和不愉快的……体验这些感受。

（2）把注意力集中在呼吸上，有节奏地呼吸

请把你的注意力放在呼吸上，随着每次吸气和呼气放松注意力。通过慢慢放慢和加深呼吸的动作，让平静的呼吸节奏出现。呼吸，让呼气一直往外流，直到气流的方向自行改变，然后让身体充满吸气，直到下一个呼气自然地随之而来。你可以通过有意识的感知来维持这种舒缓的呼吸节奏，允许你的肌肉和面部放松，你的胸部和心脏像花朵一样向着光开放，你的腹部自由地隆起和收缩。如果你愿意，请将一只或两只手放在身体上，当你的呼吸找到了自己舒缓的节奏时，就可以让它自己进行。当你意识到自己已经走神时，放松，这是正常的，当你注意到这一点时，正念就开始了。承认现在有什么感受和想法，轻轻地把你的注意力引回到呼吸上，如果你暂时失去了舒缓的节奏，让注意力回到你的呼吸上。

（3）关注自己的整个身体，并许一个美好的愿望

请将你的意识扩展到整个身体，当身体坐着、躺着或站着的时候，调整一下你自己，开始问自己：现在我想要的美好愿望是什么？例如，"我感到安全吗"或者"我能感觉健康、快乐、自在吗"。如果你愿意的话，选择那些发自内心、能够铭记在心的愿望，随后让这个愿望随着呼吸的节奏流过你的身体。例如，吸气时的愿望是"我呼吸时感到安全"，重复整句话或一两个关键词，当你让这种愿望通过你的身体时，用心地意识到发生了什么，在这个过程中，你的微笑可能会伴随着愿望出现，就像你给别人送礼物时那样。然后感受一只或两只手触碰你心脏的位置，这可能会支持你接受愿望。每一次的经历，不管是愉快的还是不愉快的，都可以作为练习的一部分。你可以在许

愿后结束这个练习，并在合适的时机重新开始。

4. 介绍癌症复发恐惧和自悯的由来

癌症复发恐惧是指"害怕癌症在身体的相同或不同部位复发或发展"。患有癌症复发恐惧的癌症患者在情绪方面，会表现出对癌症复发的恐惧与担心；在行为方面，会过度检查身体症状，不断寻求医疗检查服务从而确认癌症是否复发；在认知方面，患者会将身体不良症状解释为是癌症复发的迹象，并不断产生癌症相关的侵入性想法，从而加剧他们对癌症复发的恐惧。现有研究表明，在癌症治疗后 2 年内，有 15%—76% 的癌症患者有较低水平的癌症复发恐惧，40%—68% 的癌症患者有中等水平的癌症复发恐惧，9%—56% 的癌症患者有较高水平的癌症复发恐惧。大多数癌症患者的癌症复发恐惧处于中低水平，且癌症复发恐惧随时间的延长逐渐减弱。

自悯来源于佛教中的"悲悯"思想，即"对自我与他人的痛苦的敏感性，怀揣着深切的希望和信念去减缓痛苦"。

5. 介绍本次干预课程的目的以及干预方式、干预方法

干预的目的是采用自悯疗法，提高自悯水平，降低癌症复发恐惧。干预主要采取团体、面对面干预。干预设置为每周一次，每次 1.5 小时，共计 8 次（8 周）。每周计划和主题见专栏 4-1。

专栏 4-1 每周计划和主题

请根据您的实际情况，在下列描述中选择合适的选项：		
□ 1	理解复发恐惧情绪	破冰游戏； 呼吸练习； 介绍癌症复发恐惧和自悯的由来； 介绍干预目的、方式和方法； 了解癌症复发恐惧形成的过程； 专注力练习； 理清与癌症复发相关的念头、担忧； 正念冥想； 讨论并布置家庭作业。

□ 2	自悯的心	破冰游戏，讨论家庭作业； 呼吸练习； 介绍自悯及其组成成分，学会用自悯化解对癌症复发的不良认知； 理解自悯与自我接受之间的区别； 自悯休息练习； 布置家庭作业。
□ 3	对抗不良认知	破冰游戏，讨论家庭作业； 呼吸练习； 介绍不良认知（灾难性预期、反刍、注意偏向）的含义及其对癌症复发恐惧的影响； 识别和确认不良认知； 应用觉察技术对不良认知进行反应； 应用角色扮演技术应对不良认知； 身体的正念冥想与放松训练； 意象呼吸练习； 布置家庭作业。
□ 4	不偏不倚的态度	破冰游戏：轻柔体操； 呼吸练习； 讨论：直面情绪练习过程中的困难； 我在乎 / 我不在乎训练； 正念冥想训练——同情性身体扫描； 意象呼吸练习； 讨论； 布置家庭作业。

☐ 5	拓宽自我与他人的联结	破冰游戏：他是谁； 呼吸练习； 介绍自悯与联结性； 致亲爱的自己：探索自己的内心世界； 友好对待自己的内在； 自悯信书写； 致亲爱的他人："感恩"； 回忆别人对我们的善举； 友好的冥想：好朋友； 讨论； 布置家庭作业。
☐ 6	培养共同人性，寻找幸福与自由	破冰游戏：数青蛙； 呼吸练习； 寻找日常生活中的幸福； 通往幸福之门； 联结——致自己的慰问信； 宽恕； 正念冥想——充满同情的步行冥想； 讨论； 布置家庭作业。
☐ 7	将自悯与智慧融入生活	破冰游戏：风儿吹过来； 呼吸练习； 讨论：生活中的一天； 从正式练习转向非正式练习； 行动起来； 布置家庭作业。

□8	对未来生活的承诺	破冰游戏："几个人来的"； 呼吸练习； 我的成长（团员回顾收获）； 苦难联结； 正念冥想； 回顾； 对未来做出承诺； 成员讨论：关于自己未来的目标； 共同愿望； 离别。

6. 本周主题：了解癌症复发恐惧的形成过程

（1）了解自悯的情绪调节系统

威胁系统的功能在于快速识别威胁并选取措施应对威胁（例如逃跑或战斗），并产生一些负面情绪（焦虑、抑郁或厌恶）。这些情绪信号在身体中传递，提醒我们采取策略应对威胁。即便是我们所爱之人、朋友等对我们构成威胁，威胁系统仍然会被激活。尽管威胁系统是痛苦情绪产生的根源，但它是作为一种保护系统演变而来的。当出现威胁提示时，注意力、思维、推理、行为、情感和动机以及表象和幻想都会集中在威胁上，而我们思维的各个方面都以自我保护和安全作为目标，此时"威胁思维"被激活。一旦动物和人类对应对威胁的安全策略感到满意，那么即使存在威胁提示，威胁系统也不会被激活，只有当这些安全策略无效时，"威胁思维"才会重新被激活。尽管某些安全策略可以在短期内减少"威胁思维"的激活，但从长期来看这些安全策略可能会无效。因此，威胁系统的作用在于迅速地感知威胁（集中注意力和调整注意力偏向），然后带来焦虑、愤怒或厌恶的感觉。这些感觉在我们的身体中蔓延开来，提醒并敦促我们采取行动应对威胁。

舒缓系统使我们能够给自己带来一定的舒缓、平静和安宁，有助于恢复我们的平衡。当无需采取行动应对威胁或实现目标时，我们就会觉得知足。知足是对现状感到满意和安全的一种形式。这种平静不同于兴奋或是低水平的威胁，是一种无欲无求，感知内心的平静以及和他人联结的一种状态。

驱动系统的功能在于激活积极情绪，引导和鼓励我们寻求生存和蓬勃发展所需要的资源。通过寻找和实现某些美好的事物（例如食物、性、友谊、地位和认同），我们会受到激励，得到满足。例如，如果我们赢得比赛、通过考试或与喜欢的人一起出去玩，我们会感到兴奋和愉悦。当其他两个系统保持平衡时，驱动系统将指导我们实现重要的人生目标。但当我们的愿望和目标受到阻碍并成为"威胁"时，威胁系统就会引发焦虑、沮丧或愤怒。目标和动机所受的阻碍和挫败通常会激活威胁系统（例如产生焦虑、沮丧、愤怒），直到我们克服障碍或放弃目标。放弃目标可能会导致情绪低落（例如悲伤），而所放弃的目标与其他目标或者自我的联系越紧密，情绪就越低落。抑郁与继续追求无法实现的目标、无法放弃目标以及重新实现（可实现的）目标有关。

三个情绪系统对个体压力的作用。威胁系统被激活时，我们能够快速识别威胁提示、采取相应措施应对威胁，进行自我保护。但如果威胁系统过度激活，我们就会高估危险出现的可能性，从而使自身处于高度焦虑的状态，并引发一系列的心理问题。此外，威胁系统过度激活还会迫使我们将注意力资源集中在可能出现的威胁上，从而影响我们的正常工作和生活。驱动系统激励我们寻求生存和发展所需的资源、美好的事物，并获得满足、兴奋、愉悦等积极情绪。但是驱动系统过度激活会使我们不断追求物质享受带来的愉悦和满足感，这无形中增加了我们的生存压力，而当我们无法如愿以偿时，就会感到失望和消沉。例如，现代社会充斥着消费主义、追求名利的声音，驱动系统会促使我们购买不需要的消费品，在高度竞争的行业中"内卷"，极大地增加了生活和工作的压力。当我们无法获得期望中的成功时，就会变得失望、自我贬低和自我怀疑。舒缓系统对于调节威胁系统和驱动系统引发的焦虑、失望等消极情绪起重要作用，舒缓系统带给我们平和的幸福感、满足感、与他人以及世界的联结。

三个情绪系统如何影响癌症复发恐惧？癌症是生命中最大的威胁之一。当我们得知自己患有癌症时，我们的威胁系统会被激活，并产生相应的情绪和行动来应对癌症。在情绪方面，我们会变得焦虑、害怕、担忧和恐惧等；在行动方面，我们会积极进行医学治疗、养成良好的作息和饮食习惯等。但是癌症复发的不确定性使得我们的威胁系统处于持续激活的状态，我们不仅会高估癌症复发的可能性，非常焦虑和恐惧癌症复发，还会将更多的注意力集中在与癌症相关的信息上，例如我们会不断地查看我们的医学检查报告，检查自身的身体症状等。由于过多地关注癌症相关的信息，我们的正常生活和工作会被干扰，我们对未来的计划安排也无法进行，从而强化了我们的恐惧和焦虑情绪。

（2）认识情绪调节系统

请思考一下这三种情绪调节系统在你的生活中是如何运转的。在一张白纸上画出三个圆圈，分别代表威胁系统、驱动系统和舒缓系统，其中大圆圈用来代表更强大的系统，小圆圈用来代表更弱小的系统。

你会如何决定画多大的圆圈？你可以想一想从过去到现在，每一个系统被激活的次数（包括有意识的或无意识的）。思考下面的问题，这些问题也许难以回答。你只需带着善意、没有任何压力地觉察自己的所思所想，即使你会感到痛苦。如果你什么都没想到，那也没有关系。你也可以在圆圈里写下一些关键词。记住，对自己温柔一些。你可以随时停下休息，之后再进行练习。

哪些经历、环境，以及哪些人对塑造你的威胁系统、驱动系统和舒缓系统起着重要作用？

你害怕什么？你渴望什么？你最需要什么？

你采取过什么应对或生存策略？有些策略可能是指向外部的，例如回避他人、取悦他人或者与他人竞争。有些策略可能是指向内部的，例如回避痛苦情绪、依赖于愉快感受、自我批判或者追求完美。

这些策略可能会带来什么意外的后果？

你从中获得什么启发？你会给自己一个什么样的美好祝愿？

你可以通过舒缓地深呼吸或者重复最后一题中你给自己的美好祝愿，来结束思考问题。让这个美好祝愿随着呼吸在心中缓缓地蔓延开，例如吸气的时候默念"希望我能够……"，呼气的时候默念"我感受到安全、连结、放松"。

7. 专注力练习

现在，找一个舒适的姿势坐着，并将注意力专注于右脚。探索脚趾，到脚跟，再到整只脚的感觉。这期间你需要保持注意力大约30秒。接下来，将注意力转移到左脚上。再次探索你从脚趾到脚跟，再到整个脚的感觉，并保持注意力约30秒。现在，将注意力专注于你的右手，注意你手指与拇指的感觉和感受，再次保持注意力约30秒。接下来关注你的左手，保持注意力约30秒。最后将你的注意力集中在嘴唇以及嘴巴周围的感觉上。

接下来让我们注意自己的情感和感受。当你坐在那时，可能会想起你喜欢做的事情，或是你期待发生的事，或者是美好的回忆。让这些美好的事物进入意识，注意观察当你想到那些令人愉悦的事物时，身体会发生什么变化。也许你会想起一些让你发笑的东西，从而发现自己的脸带上了一点笑容。这些被你纳进自己意识中并且加以关注的事物会以许多方式影响你。

现在你已经知道你如何才能注意并专注于快乐、思想、形象或记忆，以及如何帮助你自己体验到一些具体的事情。让我们重新集中注意力，回想起一些你不想做的事情。这可能会让你感到有些焦虑，会让你想到一些不开心的事情。让你的注意力将这些想法带入思维前景中，当你的注意力集中在这些事情上并进入你的思维前景时，试着觉察你的感觉和身体会发生什么。你可能会发现，当你将这种记忆或思想带入注意领域时，这些美好的感觉就消失了。这就如同当你将意识集中在手或嘴上时，对腿的意识和感知消失了一样。

8. 理清与癌症复发相关的念头、担忧

回忆一下，当你想到你的癌症复发时，你可能会产生很多想法：你可能会想到自己出现的一些身体症状（例如疼痛），并且认为这些症状是癌症复发的前兆；你可能会担心下一次复查的结果，如果癌症真的复发了你可能会面临额外的治疗、更差的身体健康，甚至是死亡；你可能害怕癌症复发会损害你的情绪健康，从而影响你承担相应的家庭和工作责任，让你无法成为一个理想的好母亲／父亲、好女儿／儿子、好丈夫／妻子……也许你有很多其他的想法，请找出那些对癌症复发的恐惧或担忧的念头。

9. 正念冥想

试着把注意力集中在你的呼吸上，直到你发现那个最舒适、最舒缓的节奏。如果这对你来说有点困难，不必担心，用你觉得最舒服的方式呼吸就行。当你做到这点后，将注意力集中在腿上，注意一下腿部的感受。想象一下，你的腿部所有的紧张都从上流到下，再流向地板。你的腿对此会感到很感激。吸气时，可以让你的肌肉轻微地紧张起来，呼气时让肌肉放松下来，有时这样做会非常有用。只要你觉得这是有帮助的，就可以花尽可能多的时间来探索和练习这项用善意带走紧张的练习。

现在让我们把注意力集中在身体上，想象我们身体的紧张从我们的肩膀逐渐下降到胃部，当你呼气时，想象紧张逐渐下降到你的腿上，地板上，然后离你远去。如果你觉得有效，可以在吸气时轻轻收紧你的腹部和背部肌肉，然后在呼气时放松。这就如同想象让紧张从你双腿的血管中排空并流到地板上……你的身体对此感到感激，你也对它感到友善。

现在把注意力集中在你的指尖，你的手腕、手臂、手肘再到肩膀。想象一下处于那些位置的紧张被释放，让它们离开这些部位。然后轻轻地释放你的紧张感，这样它就可以顺着你的身体，流到腿上，然后落到地板上……

现在想象一下你的脑袋、脖子和前额处的紧张。紧张已经成为你行动上的报警系统，现在它将要被释放——休息一下。让我们再来一次，当你呼气时，想象紧张感通过你的身体，到腿上，然后到地板上……

现在我们把注意力放在你的全身。每次呼气时，将注意力集中在"放松"这个关键词上。想象一下你的身体变得更加轻松……可以花大概一分钟的时间来进行这部分练习。

现在，我们结束这个练习。做一次深呼吸，稍微移动一点身体，并注意身体的感觉，以及身体由于释放紧张而对你产生感激的程度。当你准备好了，就可以站起来，继续你的一天。

10.讨论并布置作业

一起讨论恐惧癌症复发时，自己产生了哪些念头和担忧。

作业：一周进行3—4次专注力练习和正念冥想练习。在未来一周中，当你再次恐惧癌症复发而无法控制思维时，进行正念冥想练习。

第二节　培养自悯的心（第2周）

一、训练导引

帮助成员理解自悯的核心成分，应用自悯化解癌症复发恐惧，并意识到自身有能力进行化解，从恐惧情绪中解放。

二、训练内容

1.破冰游戏，讨论上一次作业

（1）雨声协奏曲

由咨询师给小雨、中雨、大雨规定相关的动作：下小雨（所有人就要一起打手指，声音要响一点），下中雨（大家就一起拍大腿），下大雨（大家一起拍手），下狂风暴雨（大家一起将手举过头顶并使劲地拍手），然后咨询师把成员分成几个小组，当游戏开始时，咨询师讲以下故事时，每个人要做出相应的动作。

（2）讲故事

今天天气晴朗阳光明媚，大家的心情都很愉快，于是就出门逛逛，刚出门不久天突然就下起了滴滴答答的小雨（大家一起不停地打手指），想着小雨也无所谓不影响出行，就接着走，天哪！雨居然越下越大，下起了中雨（大家一起拍大腿），中雨变成了大雨（大家一起拍手），最后竟然下起了狂风暴雨（大家一起将手举过头顶并使劲地拍手）。

2.呼吸练习[①]

3.学会用自悯化解对癌症复发的不良认知

（1）自我关怀

当我们犯错或者失败时，我们更容易感到自责而不是支持和肯定自我。想想你认识的那些慷慨、关心他人的人，他们总是对自己严苛到近乎自毁的地步（这可能就是你）。自我关怀能够抵消这种倾向，并帮助我们像关心别人那样关心自己。当我们注意到个人缺点时，我们不再严厉批评自己，而是支持和鼓励，目的是保护自己免受伤害。我们没有攻击和斥责自己的不足，而是给自己温暖和无条件的接纳。同样，当外部生活环境充满挑战，甚至感到难以忍受时，我们会积极地安慰自己。

（2）共同人性

相互联系的感觉是自悯的核心。值得注意的是，人无完人，每个人都会失败、犯错误、在生活中经历困难。自悯尊重一个不可避免的事实：每个人都在承受生活的痛苦，无一例外。虽然这个道理似乎很浅显，但很容易被我们忘记。我们陷入了这样一个陷阱：相信事情"本该"顺利进行，如果不顺利时那一定是出了什么问题，但日常的犯错和痛苦体验是不可避免的。我们面对这些问题时并不理性。我们不仅遭受痛苦，还在痛苦中感到孤独。然而，当我们记起痛苦是人类共同经验的一部分时，痛苦的每一刻都转化为与他人联系的时刻。我们在困难时期所感受到的痛苦，和他人在困难时期所感

---

①练习内容与第1周呼吸练习内容一致，此处省略。具体按照第1周呼吸练习内容练习。

受到的痛苦是一模一样的。虽然环境不同，痛苦的程度也不同，但人类痛苦的基本经验是一样的。

（3）正念

正念是指用中立而清晰的态度看待自己当下的经历。这意味着我们要对当下的现实持开放态度，允许所有的思想、情感和感觉没有阻碍地被我们觉察。为什么正念是自悯的重要组成部分？因为当我们遭受痛苦的时候，我们需要有足够长的时间用关心和善意来面对和承认我们的痛苦。虽然痛苦似乎是显而易见的，但许多人并不承认自己有多痛苦，尤其是当痛苦源于自我批评时。又或是当面对生活中的挑战时，人们常常陷入解决问题的模式中，以至于无法停下来思考在这一刻心理有多难受。与避免痛苦想法和情绪的倾向相反，即使是在不愉快的时候，正念也允许我们面对我们经历的真相。同时，正念可以防止我们陷入消极的想法或感觉同化和"过度认同"，防止我们沉沦在自我厌恶的反应中。反刍会缩小我们的注意范围，夸大失败经验。"我不仅在这件事上失败了，我是个彻头彻尾的失败者。""我不仅在这件事上失望了，我的整个生活都令人失望。"然而，当我们用心观察自己的痛苦时，我们可以毫不夸张地认识到自己的痛苦，对自己和生活有一个更明智、更客观的看法。

4. 理解自悯与自我接受之间的区别（专栏 4-2）

专栏 4-2　自悯与自我接受之间的区别

自悯	自我接受
□a. 我能够主动地给予自己关怀与温暖； □b. 我认识到自己并不是孤独的，他人也在经历我所承受的痛苦，我与他人的痛苦是相通的； □c. 我能够中立地、不加评判地看待自己的想法、情绪和感觉，客观地看待自己产生的念头和行为。	□a. 我被动地接受自己经历的一切，对自己冷漠，过度苛责自己； □b. 我认为自己是世界上唯一不幸的人，我所经历的痛苦别人无法体会； □c. 我沉溺于对癌症复发的恐惧和担忧无法自拔。

5. 自悯休息

（1）舒缓的抚摸

当你心情不好时，安慰自己的一个简单的方法就是及时给予自己温暖的拥抱或爱抚，或简单地把手放在心脏上，感受手的温暖。一开始你可能会觉得尴尬，但你的身体却不会觉得尴尬，它的反应只是如同婴儿被抱在母亲的怀抱中一样，会对温暖和关心的身体姿态做出反应。我们的皮肤是一个非常敏感的器官。研究表明，身体接触会释放催产素，提供安全感，舒缓痛苦情绪，缓解心血管压力，既然如此，为什么不试试呢？

如果你注意到自己感到紧张、沮丧、悲伤或自我批评，试着抚摸自己的身体、手臂或脸，或轻轻摇动你的身体。可以做一个清晰的手势，向自己传达出爱、关心和温柔的感觉。如果周围有其他人，你可以用一种不明显的方式弯曲你的手臂，用一种舒服的方式轻轻地抱住自己。如果你不能做出实际的身体姿势，你也可以想象拥抱或爱抚自己。

当你经历一些困难时，抚摸你的皮肤或者把你的手放在你的心脏上，一天几次，持续至少一周的时间。

（2）心手相连

当你注意到自己正处于压力下，进行2—3次让你感到满意的深呼吸。

轻轻把手放在你的心脏上，感受手上温柔的压力和温暖。如果你愿意，可以将两只手放在胸前，注意一只手和两只手的区别。

感受手在胸口上的触感，如果你愿意的话，可以用手在胸上画几个小圆圈。

当你吸气和呼气时，感受胸部的自然起伏。

可以随意延长你感受的时间。

希望你能养成在需要时从生理上安抚自己的习惯，充分利用这一令人惊讶的、简单的和直截了当的方式来善待自己。

（3）直面恐惧癌症复发的经历

回想一次你担心癌症复发恐惧的经历，这样你就能感觉到身体里的压力，但不会被它压垮。持续回忆着这个场景，直到它让你感觉有点不舒服。

现在，对自己说："这是一个恐惧和焦虑的时刻（正念）。""恐惧和焦虑是生活的一部分（共同人性）。"

把你的手放在你的心脏上，感受手的温暖，手的轻柔的触感，并注意你手下的胸部有节奏地起伏。

现在，对自己说："愿我可以对自己友好（自我友善）""愿我能接受现在的自己"。

在"愿我"之后，可以使用任何适合你现在情况的词句，例如："愿我平安""愿我谅解我自己""愿我能够快乐，摆脱痛苦""愿我能安然渡过痛苦""愿我内心平和"。"愿我强壮""愿我能够保护自己""愿我学会轻松自在地生活""愿我接受我生活的环境""愿我学会和癌症和平共处"。

6.布置作业

在接下来的一周中，当你想到癌症可能会复发时，你可能会产生一些想法、情绪和感受，不加批判地觉察这些想法、情绪和感受。每天进行至少一次自悯休息练习。并记录（专栏4-3）每天完成自悯休息练习之后的感受。

专栏4-3 每天感受记录表

日期	感受

第三节 对抗不良认知（第3周）

一、训练导引

带领成员识别自身的不良认知及其对恐惧情绪的影响，观察和认识自己对癌症复发相关的念头、情绪和行为应对方式，并学会如何应对不良认知。

二、具体步骤

1.破冰游戏、讨论上一次作业

由咨询师确定一个数字，不被其他人知道，然后给出一个区间，每个成员猜一个数字，如果猜中就优先分享家庭作业，如果没有猜中就不断的缩小这个数字的有效范围，直到这个数字被猜出。执行3—5轮，具体按照参与人数决定。

2. 呼吸练习①

3. 介绍不良认知（灾难性预期、反刍、注意偏向）的含义及其对癌症复发恐惧的影响

（1）灾难性预期

灾难性预期是一种不良的认知方式，也是造成我们认知偏差的来源。采用灾难性预期思维方式的人常常猜想事情会产生较差的结果，他们总是不断地进行假设（例如"如果……会发生……"），并夸大结果的严重性，他们会担心自己无法掌控未来，从而变得非常焦虑。例如，他们会闪现这样的念头："一旦癌症复发，我的生活将万劫不复""我总是将身体的疼痛看作是癌症复发的迹象""如果我不频繁地去医院检查身体，癌症可能会悄悄复发"。

（2）反刍

反刍是一种个体对疾病的反应方式，它会使个体不由自主地、重复地关注疾病的症状以及症状的可能原因和后果。当反刍发生时，个体不会采取积极的措施去改善症状，反刍只会使个体沉溺于症状以及对症状的感觉中。例如，他们会有这样的想法："我总是不由自主地回忆起化疗的痛苦""我脑袋里总是在想'如果我的癌症复发了，我该怎么办？'"

（3）注意偏向

注意偏向是一种不良的认知方式，它是指个体自动地将注意力集中在与疾病相关的信息中，例如身体症状、药物等。对疾病相关信息的注意偏向会使个体不断地思考与疾病相关的负性信息，从而导致其他不良认知，例如灾难性预期。例如，"我总是对与癌症有关的信息很敏感""我总是去注意自己的身体症状有没有恶化"。

4. 识别和确认不良认知

回想在你想到癌症复发时，你经历了什么、你做了哪些行为。稍坐片刻，在你的脑海里重现一下那些情境。

将你的意识集中在涌现出的任何想法、情感、感受或情绪上。询问自己，我此刻的体验是什么？

---

①练习内容与第 1 周呼吸练习内容一致，此处省略。具体按照第 1 周呼吸练习内容练习。

允许这些想法、情感、感受或情绪的存在，觉察那些负面的反应。

带着温柔的好奇心去探讨你的体验。"询问自己我的身体是如何去体验这些的？""我相信什么？""这些情感想从我这里得到什么？"。

将你的想法、情绪、感受、行为记录在下表（见专栏 4-4）的第一行中，并判断哪些属于不良认知？属于哪一类型的不良认知，并将关键词记录在对应的表格中。

专栏 4-4 不良认知记录表

当我想到癌症复发，我会……

□ 灾难性预期
□ 反刍
□ 注意偏向

5. 应用觉察技术对抗不良认知

识别这些不良认知可能会增强你的癌症复发恐惧，进行下面的练习（见专栏 4-5）直到你的情绪和思维恢复平静。

专栏 4-5 觉察（AWARE）技术

A：接纳自己对癌症复发的恐惧和焦虑
W：不带评判地观察自己的恐惧和焦虑
A：当恐惧产生时，像不恐惧一样行事
R：重复前三个步骤
E：期待事情会变得更好

当你想到癌症复发，你可能会认为自己很可能会因癌症去世，自己的一生很快就要结束了，再也无法和家人、朋友一起幸福地生活了。其实这是你对癌症复发的灾难性预期。让我们用觉察技术来对抗这种灾难性预期。首先，接纳自己对癌症复发的恐惧和焦虑，这是每一个患者都会产生的情绪，就好像失恋了会难过一样，我们不需要抑制或者排除这些情绪，我们只需要接纳它们，并认识到"我现在是恐惧和焦虑的"；其次，我们要不带评判地观察自己的恐惧和焦虑，不要因为这些恐惧和焦虑情绪而认为自己懦弱或者谴责自己，我们只要保持中立地看待这些情绪，并认识到"是我对癌症复发的灾难性预期，让我产生了恐惧和焦虑"。当你认识到恐惧和焦虑产生的原因后，你就认识到癌症没有真正的复发，你依然可以像往常一样生活，你需要做的就是放下这些情绪，把注意力转移到其他事情上。当你觉得你的恐惧和焦虑情绪还没有缓解时，重复前面的三个步骤。最后一步，告诉自己，只要积极地遵照医嘱、配合治疗，保持积极与乐观的生活态度，我们一定可以重新获得健康。

6. 应用角色扮演技术应对不良认知

通过前面的介绍，我们明白了不良认知对癌症复发恐惧的加剧有重要影响。现在，我们将进行角色扮演。你来扮演一个健康的人，假设你的亲密朋友或家人深受癌症复发恐惧的困扰，你发现了他/她存在对癌症复发的不良认知（例如在识别不良认知练习中你所记录的情况），请你告诉对方这些不良认知会产生什么影响？并告诉对方可以采取哪些更具有适应性的认知方式，这些认知方式会产生哪些积极的影响。

7. 身体的正念冥想与放松

再次回忆之前的恐惧癌症复发的经历，用意识扫描你的身体并找到感觉最强烈的部位。在脑海中从头到脚扫描你的身体，当你感觉到你的身体紧张或不舒服时，就在此处停下来。

现在选择一个扫描时你身体里感觉最强烈的部位，也许是肌肉紧张或者疼痛的地方，比如心痛或背痛。

将你的意识轻轻地向这个疼痛的地方倾斜。

放松你身体的那个部位，自然而然地放松肌肉而非刻意要求它变软，就像给酸痛的肌肉简单加热一样。你可以悄悄对自己说："放松……放松……放松……"来加强这个过程。记住，你并不是要让这种感觉消失——你只是带着充满爱的觉知生活着。

如果你愿意的话，让自己像一个煎饼一样，从边缘开始逐渐放松。不用强求自己立刻完全放松。

用这种方式来安慰自己：把你的手放在你的胸口处，感受你身体的呼吸。也许我们的脑海中会出现善意的话语，比如："哦，亲爱的，这是多么痛苦的经历啊！愿我可以在平静和幸福中成长"。

如果你愿意的话，你也可以把手放在身上承受压力的部位并给予其安慰。把你的身体想象成一个可爱的孩子的身体也会有所帮助。你可以对自己说些安慰的话，或者只是重复说："平静……平静……平静"。

允许不适感的存在，不要总想着消灭这种感觉。允许不适感像家里的客人那样随意来来去去。你可以重复说："允许……允许……允许。"

你可以重复念"放松，安慰和允许"这三个词语，提醒自己以温柔的态度面对自己的痛苦。

如果你因某种情绪而感到不适，请屏住呼吸，直到感觉好些为止。

准备好了就睁开眼睛。

8. 意象呼吸练习

请你找到一个安静、舒适的地方坐下，拿掉你身上携带的任何重物。找到一个不需要花费任何努力就能维持的姿势，比如让你的骨骼支撑着你的肌肉。你可以尝试挺直你的背部并轻轻地保持住，让你的肩胛骨稍微往下沉，同时让你的下巴缓缓的向胸部收缩。做三个缓慢、简单、深长的呼吸使自己放松。然后缓缓地闭上或微闭你的眼睛，选择一种让你更舒适的方式就可以。

现在将注意力集中到你的呼吸上，集中到让你最容易觉察到呼吸的位置。有些人觉得在鼻孔处最容易感受到呼吸，也许是因为他们在上唇感受到了一股凉风。有些人在胸部的起伏中感受到了呼吸。还有一些人在下腹部感受到了最清晰的呼吸，每一次的吸气都伴随着腹部的扩张，每一次的呼气又伴随着腹部的收缩。温柔地去探索你的身体，发现那些让你最容易觉察到呼吸的部位。

继续感受你的呼吸，当你觉察到你的思维已经游离时，再次感受你的呼吸。

有些人发现将注意力集中到呼吸循环中的一部分更容易，比如吸气或呼气。如果你愿意，觉察你在什么时候，是在吸气的时候还是在呼气时能更容易感受你的呼吸。感受你的呼吸，然后给自己的思维开个小差，直到让你感受更强烈的吸气或者呼气重新到来。

让你的身体呼吸——无论如何呼吸都会自动地完成。

现在将你的手放在心脏处停留一会，提醒自己将注意力集中到你的呼吸上。

无论你是否将注意力集中到你的呼吸上，去了解一下你的呼吸如何滋养了你。它从你的出生到死亡都一直陪伴着你，它比你最亲密的伴侣更加忠诚。感谢一下这个自动化的过程，无论你走到哪里它都维持着你的生命。看看你是否能像一位母亲爱自己的孩子那样，带着好奇与感激去感受你的呼吸。

你的思维可能频繁地从感受呼吸中游离出来。不用担心你的思维游离的频率。当你觉察到你的思维游离时，轻轻地回到呼吸的感受上即可。

现在稍等一会儿，在身体的感觉中休息片刻，然后慢慢地、轻轻地睁开你的眼睛。

9. 布置作业

观察并记录在一周内自己担心癌症复发的经历，包括灾难性预期、反刍以及注意偏向的具体表现，记录下产生不良认知的次数。当自己沉浸在这些不良认知中时，进行自悯休息练习，告诉自己只要我们下定决心改变，就能够改变对癌症复发的不良认知。记录采取专栏 4-6 格式。

专栏 4-6　每日不良认知记录表

日期 / 时间 触发事件或情境	恐惧复发的程度（评分 0—10 分，分数越高表示越严重）	灾难性预期	反刍	注意偏向	当天产生功能不良认知的次数

第四节　不偏不倚的态度（第 4 周）

一、训练导引

削减对朋友、敌人和陌生人的绝对分类，理解对人功利性的分类会阻碍关系建立，认识到所有人都在追求幸福、避免痛苦，发展不偏不倚的视角，学会不去过度关注生活中癌症相关的信息刺激。

二、训练内容

1. 暖场游戏：轻柔体操

全体成员站成圆，面对圆心，咨询师也在队伍里。咨询师先带头做个动作，要求成员不评价不思考，模仿咨询师做三遍。然后每个人依次做一个自己想出来的动作，大家一起模仿，无论什么动作都可以，目的是放松、缓解紧张气氛。要求成员带着快乐、幸福的心情与相邻的成员微笑、握手。

2. 呼吸练习①

3. 直面情绪练习过程中的困难

现在让我们讨论练习中的几个难点。虽然数量有些多，但是它们不是失败的证据，而是实践的一部分。所有这些障碍都是一种可以帮助我们唤醒内心同情的痛苦。而实际上如果一切顺利，培养同情心反而会更加困难。我们在专栏 4-7 中列出了人们遇到的一些常见障碍，以及典型的富有同情心的回应。

专栏 4-7　常见障碍及典型的富有同情心的回应

困难与动机	富有同情心的回应
□ 缺乏动力，没有时间练习，失去兴趣。	意识到你的疑惑或与现实脱节了，反思你更深层次的动机和价值观，以及你为什么希望培养友善和同情心（重新设定你的意图）。
□ 过于强烈的纪律、强烈的责任感或对结果的渴求。	意识到威胁或驱动动机潜移默化地影响你的行为（主要动词："应该""必须""想要"）。为安抚系统和培养友善的态度留出空间（主要动词："允许""可能""希望""给予"）。
□ 选择练习内容有困难，或者被太多练习压垮。	注意自己的疑虑，问问自己现在需要什么，这些疑虑符合你真正看重的东西吗？在接下来的一周中，哪些练习是你很喜欢的，并且愿意练习和深化的？
□ "我的痛苦将会消失。"	我们的练习并不是要让不愉快的感觉消失，而是要以一种富有同情心的方式去对待它们。学着从当下出发，试着感受与之相反的期望，比如"我能感受到这种痛苦/抗拒/不安/恼怒吗？"或者"我能体验它本来的样子吗？"。

无益的期望	富有同情心的回应
□ "我的愿望（健康或幸福）将会实现。"	认识到对结果的过分依恋是无益的。练习的目的是要培养一种内在的友善态度，而不是一味追求结果。练习是积极情绪成长的土壤，你不能强迫它们成长，无心插柳柳成荫，它们会在缘分来临时到来。
□ "不会发生不良反应。"	痛苦的反应是练习的一部分，有时候这种"退步"是正常的，你需要循序渐进。

①练习内容与第 1 周呼吸练习内容一致，此处省略。具体按照第 1 周呼吸练习内容练习。

无益的信念	富有同情心的回应
□ "自悯是自我放纵。"	无论谁是受害者,你只要练习自悯,就会对痛苦和悲伤产生敏感性。自我放纵是仅利己的,而自悯能让你靠近并理解共同人性。
□ "同情是给软弱的人的。它会使我变得虚弱和懒惰。" □ "自我批评使我保持敏锐,防止我犯错误。"	练习并不会用一层糖衣粉饰现实,而是要正视现实和困难。你需要勇气、力量和毅力去面对困难,采取一切必要的行动来缓解痛苦。仁慈是比恐惧更好的老师。害怕犯错会让你处于舒适区。友善会让你探索新的可能性,并从错误中学习。
□ "这些期望和短语就像洗脑一样。"	神经元互相连接在一起又同时发射出信号,所以为什么不试着按照提示语去做,去证明友善和同情之于大脑是否就像呼吸之于生命。
□ "意象不是真实的,所以在这种练习中投入大量的努力是没有意义的。"	意象确实不是现实,但是有真实的效果,有愉快的,也有不愉快的效果。因此,明智的做法是将你的努力投入到具有健康效果的意象中。
□ "因为自悯练习是与痛苦有关的,所以应该总是十分认真地去做。"	绝对不是!幽默、嬉戏、感激的喜悦、对生活的不完美微笑都是练习的一部分,坦然迎接过程中的困难,而不是把它们视作你的个人问题,这是一个挑战。

当我们在自悯训练中做了很多意象工作时,多考虑意象是如何运作的可能会有帮助。你是否曾经夜不能寐,躺在床上想象着第二天可能会出什么问题,害怕困难和厄运会到来?或者当你还是个孩子的时候,有没有因为想着圣诞礼物而睡不着?这些意象虽然不是"真实的",但对我们的身体和精神却有真实的影响,以至于让我们难以入眠。就像我们大脑的威胁和驱动系统容易推翻安抚系统一样,大脑的想象力经常自动地集中在我们害怕或渴望的东西上,而不是让我们感到平静和安慰的东西。而默认模式的想象力通常增加了我们的压力水平,这时候我们就需要正念来走出这一切,让心灵创造出抚慰我们的图像。

以下是一些关于想象力如何影响我们的例子:当你享受一顿美餐的时候,身体会发生各种变化,比如产生唾液和胃液。当你第一次闻到食物或吃第一口时,就会发生这种情况。之后如果你饿了,你只是想象你最喜欢的菜就在你的鼻子前面,身体很可能就会产生同样的反应。同样地,当你从事愉快的性活动时,你会体验到生理唤起和欲望。但当你只是想象做爱时,你的身体会表现出同样的反应。我们的大脑和身体似乎无法区分真实的刺激和想象的刺激。这对我们既有利又不利。

现代神经科学证实，练习会改变我们的大脑。大脑随着经历改变的能力被称为神经可塑性。在这个过程中，神经元形成新的网络。通过正念和同情心训练，我们可以训练大脑为我们工作。当我们刺激和训练安抚系统，并使用具有健康效果的意象来训练自己时，我们可以重新训练我们的大脑。

所以，接下来是另一个值得尝试的意象练习。

4. "一个富有同情心的陪伴者"练习

你可以从"善意的呼吸空间"的第一步和第二步开始，用心地保持你的意识，在你的意识中，此刻呈现的是什么……保持一个舒缓的呼吸节奏……任何时候你都可以回到这两个步骤。

在这个练习中不要强求任何东西，要营造一个好玩的气氛，让你的想象力给自己一个惊喜吧。首先你可以想象一个安全的地方，不管它现在以什么方式呈现出来……让所有的感官都参与进来……一个欢迎你的地方，无论你此刻感觉如何……然后允许另一个形象从这个地方出现或独立于它出现，敞开心扉，面对一个有同情心的形象，它会把你的利益放在心上。它可以来自记忆、幻想或其他事物；它可以是人，也可以是动物，可以是自然的，也可以是天体；是一个在任何情况下致力于你的幸福的存在。它友善而有耐心，敏感、爱玩而有爱心，智慧而又善解人意；它在生活的困难面前有勇气和韧性，在你遭受痛苦时坚定地站在你一边，接受真实的你，接受你所有的不完美和可能性，它衷心祝愿你一切顺利，并愿尽其所能减轻你的痛苦。

你那富有同情心的陪伴者长什么样，什么颜色，什么形状……或大或小……无论男女老少……它在太空中的位置……在你前面，在你旁边，还是在你后面……距离你有多远？视觉信息可能会比较模糊……如果这个富有同情心的朋友看着你，你会想象他的眼睛和脸的表情会是什么样的？其他感觉可能更清晰……也许是一种存在感或气氛，也许是一种香味……你们的关系怎么样？如果它跟你说话，声音听起来会是什么样？想象自己在这个富有同情心的陪伴者身边有没有受到什么影响？你的脸、胸、肚子还有胳膊和腿等其他身体部位有什么感觉？你的思想、感情、思想、情绪会发生什么变化？想象一下，它真的很欣赏你的存在和陪伴。不管你怎么样，它都发自内心地欢迎你……这让你有什么感觉？

记住，这是一种练习。注意你对发生的事情的反应，你的好恶。无论快乐还是悲伤，坚持还是拖延，承认并接受任何表现出来的东西。任何时候都可以有意识地暂停一下。让呼吸来抚慰你……当你感受到空间的时候，就回到意象练习中去吧……想象一个富有同情心的陪伴者和你在一起，就像你现在所拥有的经历一样。以下几句可能会提供一些启发："请别走在我的前面，我会跟不上。""请别走在我的后面，我没法成为带领者。""请陪在我的身边，做我的朋友。"

你可以继续练习想象一个富有同情心的陪伴者。当你准备结束的时候，给自己一点时间，用你自己的方式向它表达欣赏或道别，直到它消失。之后无论你身在何处，无论它以何种方式显现，你随时都可以回到这个练习中。

5. "我在乎 / 我不在乎"训练

你能和谁建立联系呢？他们和你类似吗？你采取过哪些措施来和别人建立联系呢？你会注意到我们会为了减少同理心的产生把人进行归类吗？我们往往会把最亲近的人看作是复杂又充满人性，可以把这种态度扩展到别人身上吗？

请在表格（见专栏4-8）中填写起初在乎 / 不在乎的事物或人，可以是癌症病情，可以是医护人员，也可以是家人、看护者或病友，任何事物或人都可以。分别写下你对其的感受，比如对在乎的家人是什么样的感受，之后再试着将这种感受投射到新来的病友或其他人身上等。

专栏4-8 起初在乎 / 不在乎的事物或人及对其的感受

任何事物或人	我在乎	我不在乎
如：家人		

6.怜悯身体扫描

刚开始时，最好躺在床上或者地板上，除非对你来说躺下会很快睡着。平躺着，然后将手臂放置身体两侧，保持放松，双腿与肩同宽。将一只手放在胸口心脏上方，以此提醒自己要善待自己。感受你手的暖意，然后进行三次放松的深呼吸。再将手臂缓慢放回至身体两侧。

我们将从脚开始练习。注意你的脚感觉如何，你的脚是暖和的还是冰凉的？干燥的还是湿润的？然后，注意你的脚是否感觉到不舒服。如果真的感觉到不舒服，就通过内心抚慰这个部位，就好像自己在这个位置上放了一块热毛巾。如果你愿意，还可以对这些感到不舒服的位置说一些同情的话语，比如说"这里只感到一点疼痛，没关系的。"

关注你身体带的感受——快乐、疼痛或者没有什么感觉——让所有的感觉都保持原有的状态。（在冥想结束之后，你可以采取一些行动让你的身体感觉更舒服）

现在，向你的双脚表达感激之情。你的双脚虽然只有非常小的面积，却一直承受着你整个身体的重量。尽管我们基本上不会注意它们，它们却一直辛苦为我们工作。如果你的双脚今天感觉还不错，你同样可以因为它们今天没有感觉不舒服而表达你的感激之情。

如果你时间充裕的话，你可以慢慢地将你充满爱意的关注从一个脚趾转移到另一个脚趾，或者从脚的一个部位转移到另一个部位，从一只脚转移到另一只脚。确保你的意识里充满着温柔、感激和对你身体每个部位的尊重。

当你觉察到你的意识游离了，几秒之后，重新将注意力集中在你的身体上。如果你内心充满了对身体某个部位的评判或者由这个部位联想到的其他事物，可以将你的手放在心口，轻轻地缓慢地呼吸，然后重新将注意力放回到自己的身体上。如果你很难将注意力集中在身体某个区域，那就将注意力转向另一个身体区域，保持练习的舒缓和平和。

在完成对双脚的同情性练习之后，将这种意识缓慢地移到身体的其余部位，逐渐上升到头顶：脚、脚踝、小腿胫骨……

当你的意识从身体的一个部位转移到另一个部位时，你的知觉要集中在此刻发生的任何感觉上，确保将感恩、友善和尊重带给身体的每一个部分。举例来说，提醒自己，你的胃在努力地消化食物，你的脖子拼尽全力支撑起你的头，你的眼睛和耳朵整天在给你引路，为你提供各种信息，并且让你感觉到愉悦。

当你充满爱地去注意身体的每个部分时，将你的手放在心口，让你的整个身体接受一次最后的情感沐浴。

然后，缓缓地睁开你的眼睛。

7. 呼吸练习[①]

8. 讨论

你觉得大家（病友、医护、家人等）都拥有追求幸福的渴望吗？你可以试着不去批判自己，去关注生活中癌症以外的事物吗？在练习过程中你遇到了哪些困难，可以如何去解决？

9. 作业

一周进行 3~4 次意象练习和正念冥想练习。在未来一周中，观察并记录自己练习时感受到困难与障碍的次数与类型。当自己练习时感受到困难与障碍时，尝试着给予自己富有同情心的回应。

第五节　拓宽自我与他人的联结（第 5 周）

一、训练导引

在这节课中，我们将进一步探讨如何在与自己和他人的关系中培养善意。当我们遇到痛苦时，我们如何善意地回应？当我们第一次学会感受自己内心痛苦时，我们就会对他人的需要变得更加敏感。我们邀请你在接下来的练习中进一步探索这个问题，为此你需要准备笔和纸。

二、训练内容

1. 暖场游戏：他是谁

(1) 所有成员围坐一圈，准备一个小道具（如小布花），准备一段音乐。

---

①练习内容与第 1 周呼吸练习内容一致，此处省略。具体按照第 1 周呼吸练习内容练习。

(2) 咨询师站在圈外，背对大家，播放音乐，圈内成员逐一传递小布花，咨询师随机停止音乐，当音乐停止时，小布花在谁手中，这个人就要站起来，介绍他上次活动中认识的 3 位朋友。

2. 呼吸练习①

3. 介绍自悯与联结性

自悯的三个基本要素还有另一种表达方式：爱（自我友善），连接的（共同人性）和存在（正念）。当我们处于一种充满爱、相互联系的精神状态时，我们与自己、他人和世界的关系就会发生改变。

共同人性——相互联系的感觉是自悯的核心。联结性可以是指与他人的联系，也可以是与兴趣、角色、项目或任何目标感或意义感的联系，这些都能让人在生活中不断投入。现代社会在各种方面都在过度刺激我们的威胁系统（不稳定的就业，购房的压力、贫穷）和驱动系统（"想要更多，需要做更多"），使我们对社会联系和社会比较的需求变得混乱，心理健康问题正在以惊人的速度出现，特别是在年轻人中。这可以归结为外部目标（例如个人主义和唯物主义）逐渐取代内在目标（例如合作、社区和共享）的主体地位，这些目标是具有竞争性的自我评价。

4. 致亲爱的自己

我们可以讲述很多关于自己的批评或其他无益的故事，这些早年间听过的剧本可能不太合适你的情况，接下来的练习是教你学会如何运用自悯的方式将这些内在模式联系在一起。

（1）认识内在模式

请逐一阅读专栏 4-9 中的 19 个句子。每句话之后停顿一下，在"辨识度"一栏中给分。1= 从来没有过；2 = 某种程度上认同；3= 我比较认同；4 = 我基本认同；5 = 我非常认同。在给分数时，按照你的第一反应和想法，把更多的注意力放在句子大意，而不是准确的某个词语上。请根据你的"感觉"来评分，而不是花很多时间去思考。

---

①练习内容与第 1 周呼吸练习内容一致，此处省略。具体按照第 1 周呼吸练习内容练习。

专栏4-9 认识你的内在模式（内在模式识别表）

任何事物或人	我在乎	我不在乎
□ 1.我不喜欢和别人有过多的亲密关系，因为人是不可靠和不可预测的。	□ 5.我与这个世界格格不入，非常的孤独。	□ 10.我非常愚蠢、无能，我是个失败者，永远不会成功。
□ 2.我觉得别人会伤害我，利用我。	□ 6.我很无趣，别人对我没有兴趣，容易被别人孤立。	□ 11.我能得到所有我想要的东西，别人都围着我转。
□ 3.我似乎无法从别人那里得到我需要的东西（温暖、关怀、理解、保护、支持）。	□ 7.我十分依赖别人，需要别人照顾，没有主见。	□ 12.我很容易沮丧、冲动或认输。
□ 4.我有很多的缺点，不值得别人去爱我。	□ 8.面对突如其来的灾难，我手足无措。	□ 13.我顺应别人对我的要求，不懂得拒绝别人，怕别人会生气。
	□ 9.没有长辈的指引，我感到空虚、困惑、迷茫。	
□ 14.为了服务他人，我压抑自己的需求和情绪。	□ 16.我认为任何可能出错的事情都会出错，我的决定也不会成功。	□ 18.我是一个完美主义者，需要有效地利用时间，并严格遵守规则。
□ 15.对我来说，一切都是为了得到别人的认可和欣赏。	□ 17.我不愿向别人表达我的感受（正面或负面的），而宁愿采取一种更理性的方式。	□ 19.我对别人和自己都没有耐心，总是坚持认为人们应该因他们的错误而受到惩罚。

（2）引导冥想，探索内在模式

从专栏4-9的19个句子中选择一个你给了高分并且愿意在接下来的引导冥想中进一步探索的句子。再读一遍这句话，让它在你的内心产生共鸣。然后闭上你的眼睛，如果你喜欢的话，可以有意识地暂停并找到一个舒缓的呼吸节奏。

现在回想一下最近的一种情况，在这种情况下，你刚刚选择的模式清晰地呈现在眼前。想象一下它又被激活了。你是独自一人还是和其他人在一起，你知道哪些细节？探索当这种模式被激活时，身体的感觉、情绪、思想和信仰产生了什么变化……你有没有想要做或不想做的事，有没有想要说或藏在心里的事，有没有想要或抗拒的事？在这种情况下，你是否意识到任何关于如何看待自己或你觉得别人如何看待你的特定情绪？然后思考以下问题，看看它们能触动你什么。不要强迫自己去寻找答案，而是要相信那些自然而然浮现的答案。回答没有对错之分。纯粹地感受每时每刻发生的事情是练习的一部分。

这种模式是何时、如何在你的生活中出现的？这种模式的经验或环境有什么特别的吗？

这种模式是如何进一步发展的？在你的生活中什么样的经历或环境强化了这种模式？

在这种模式下，情绪调节系统（威胁、驱动或安抚）是如何活动的？你是否产生了特殊的压力反应（战斗、逃跑、冻结或照顾和友好）？

这种模式是否产生了意想不到的后果并导致了自己的痛苦或者别人的痛苦？如果是，它是以什么方式导致的？

你是故意设计这个模式的吗？你在多大程度上想应对困难的环境？

这种模式对你有帮助吗？或者它对你有任何好处吗？如果是，它是如何帮助你的？

你觉得这个星球上有多少人和你有同样的习惯？少数？数百人？成千上万人？还是数以百万计的人？

你能给这种模式起个好玩的名字吗？让它成为一个能让你开心的名字，打开你的心扉，缓和你与这种模式的关系。

在这个模式下，考虑到它背后的痛苦或它可能造成的痛苦，你有什么针对性的富有同情心的愿望吗？

如果最后一个问题中出现了一个愿望，你可以随着舒缓的呼吸节奏轻轻重复这个愿望并结束练习。如果你把一只手放在心上，那么以《自悯咒》的三句话作为结语也很合适。

"这是一种痛苦。"模式是一种痛苦的形式。

"痛苦是生活的一部分。"该模式是全人类通用的，不仅是你，其他人也有这个模式。

"就在此时此地，我可以对自己好一点吗？"

根据你自己的节奏选择什么时候结束。

5. 友好对待自己的内在

由于内在模式很难被遗忘和更改，我们并不建议你真的努力去摆脱它们。相反，我们建议你按照以下观点进行练习：

当一种模式出现时，有意识地承认它，注意它的内在表现：思想、感受、躯体感觉。

批评或反对这种模式，只会助长你内心的自我批评，而你抗拒的东西依然存在。

相反，欢迎这种模式。因为它的目的可能是帮助你生存，虽然它可能会让你想起以前生活中的困难。请亲切地问候它，试着给它起个好玩的名字："啊，你来了，脾气暴躁先生……丑小鸭……完美的夫人……谢谢你能来。无意冒犯，但今天我不需要你的帮助。如果你愿意的话，可以留下来以备不时之需。"是的，即使是内心严厉的批评，你也可以这样对它说："欢迎，鞭打大师，你看到太阳出来了吗？"

问问自己怎样才能富有同情心地应对这种情况。通常情况下，不遵循这个模式可能是明智的；而在某些时刻，有意识地遵循它可能是明智和友善的，它可能会带来更好的觉知和理解。

友好的戏弄是一种比欺负更友善的行为。当我们恃强凌弱时，就会有敌意和不尊重。玩笑的背后是友谊、关心和尊重，我们利用幽默让天空变得晴朗。

6. 自悯信的书写

请回忆最近遇到的一件消极事件，可能是你恐惧癌症会复发，或者是遇到了难以解决的困难和痛苦，这件事情会让你觉得自己很失败。请你用第一人称写一封信，具体描述这件事情的起因、经过、任务以及你当时的想法、感受、行为等。内容并没有对错之分，完全保密，仅用于本次练习。

在开始写之前，尝试着让你感受到你对自己与他人的友善和关切。想象如果是你的朋友经历这件事情时，你会如何和他／她说，或者这种情况下你的朋友会如何与你交谈。尝试着去理解你自己的痛苦（比如，我因为你的痛苦而感到悲伤，并意识到你的痛苦是可以理解的）。尝试着写下其他人也经历和自己相同的事件，告诉自己并不是只有自己一个人在经历着糟糕的事情。注意，请不要带着情绪，尽可能客观地去描述这件事。我们希望你可以写下任何你想到的东西，只要确保这封信的内容是你想听到的，能让你感到被安慰和支持着的。

7. 回忆别人对我们的善举

回想一下，在你接受癌症治疗时，医生是怎么安慰你的。癌症康复之后，为你复查的护士是怎么告诉你，你仍然健康的喜讯的。你的生活发生了什么变化。家人的生活又发生了什么变化。

当你心中有了一些人选后，列出在未来几周内你能为这些人做的事情。当机会来临的时候，你就可以自然地实施计划（例如，下次你看到有人在公共汽车上需要一个座位时就可以主动让座）。有些事情可以临场发挥，但是有些事情则需要提前计划好。你可以使用本单元末尾的每周活动计划表来明确你将要做的事情，并计划好实施的时间。

我想向其表达善意的人是：

我想怎样表达善意：

当你开始行动时，注意你的同情行为对自己和周围的人产生的影响。当你为别人做好事时，你有什么感觉？人们对你的回应如何？这样做对你们的关系有什么影响？当然，我们需要对自己多一些同情，但是更广阔的世界也需要更多同情，而你对他人的善行将会给予世界更多的同情。

8. 友好的冥想

按照描述，从友善的调解开始。

然后选择一个你亲爱的人，一个好朋友，好伙伴，父母或祖父母，孩子或孙辈，一个亲爱的同学或其他给你带来微笑并打开你的心扉的人。

想象你选择的那个人正坐在或站在你面前，你看着他/她的脸和眼睛。要注意这时你的身体和情感的变化。对着这位从你心里面冒出来的好朋友，致以亲切的祝愿。然后轻轻地以舒缓的节奏重复这个愿望……也许是脱口而出的话语，或者是四个经典期待之一……"愿你平安"……"愿你感到健康……快乐……自在……"

你可以将这种练习扩展到与你志同道合的好朋友或你爱的人身上，你也可以选择一种动物，比如你最喜欢的宠物，不论它是否还活着。你可以重复类似的或其他的愿望，当你想象这个亲爱的人在你面前并与之建立连接时，你会感应到他们更深的需求。另外，这种形式的期望也可以是非常密切的联系，比如"愿我们免于痛苦……感觉和平……分享快乐……"。这并不是说你要努力把所有人都包括进来，并祝愿他们一切美好，它也不会像魔术那样一下子突然收获结果，而且别人也会受到你的善意的影响。这个练习仅仅是培养一种内在的态度和友善。所以，请用心观察每时每刻发生的事情。有时候，你可能不想要这些句子，你也可以只是重复一两个核心词汇，或者只是单纯地保持一种友好的气氛。

如果你注意到情绪沉重或担忧的想法，把它们放在友善的摇篮里，让呼吸保持舒缓的节奏。你可能会给自己许一个友好的或富有同情心的愿望，但只有在你觉得有足够的空间时，才会向他人求助……

只要你愿意，就接着这样做下去。

9. 讨论

你是否开始认识自己的内心世界，你的内部模式是如何运转的，你如何看待它？

如果你再次陷入恐惧癌症复发时，你会如何对待自己，如何对待他人？你如何回应？你会说什么？你的语气是怎样的？

10. 作业

当你想到癌症可能会复发时，或者一件让你感觉非常糟糕的事情时，尝试着进行自悯信书写，按照练习时的要求写作。未来一周内做3—4次友好冥想，记录下一周内自己从他人那里获得的支持和帮助，或者是自己对他人的支持和帮助。

第六节　培养共同人性、寻找幸福与自由（第6周）

一、训练导引

我们将进一步练习加强我们的共同人性感。尽管我们倾向于关注他人与我们的不同之处，但实际上我们的共同点要比不同点多得多——我们都希望幸福和摆脱痛苦。本次的练习将会花更多的时间在心灵的品质上，以及如何将它们延伸到所有人。当然，在同情训练中,我们将很大一部分时间留给探索如何减轻痛苦。但是,品味生活中的快乐时刻是同样重要的,而不是仅仅关注我们的负担。

二、训练内容

1. 暖场游戏:数青蛙

所有成员围坐一圈,咨询师站在圈内和大家坐在一起。从咨询师开始数青蛙"一只青蛙一张嘴……",下一位成员接上"两只眼睛四条腿……"而后依次说出童谣的剩下部分"两只眼睛四条腿,扑通一声跳下水。两只青蛙两张嘴,四只眼睛八条腿,扑通扑通两声跳下水……"。直到有成员出错或10秒内未说出正确答案的成员,要向大家分享上一次的家庭作业完成情况,最后大家一起讨论作业。

2. 呼吸练习[①]

3. 寻找日常生活中的幸福

快乐步行能帮助我们意识到快乐发生和培养的时机。在记忆和想象的帮助下,这个练习可以帮助你培养快乐的品质:

舒适地坐下或躺下,有意识地存在,放慢呼吸……

你能回想一下最近的情况吗?比如一些让你欢欣鼓舞的事情,也许你看到了亲人的笑脸,看到了公园里玩耍的孩子,看到了美丽的花朵,看到了风景,看到了日落,看到了一件艺术品。想象你现在看到的是你当时看到的……哪些颜色、形状、细节触动了你,让你充满喜悦?当你重新体验这种感觉时,发生了什么呢?你的表情和身心有产生什么变化吗?

现在让我们继续来体验一下让你感到快乐的气味。也许是食物的味道,一种好闻的香水或一种自然的香味。回想一下,现在深吸一口,闻一下你当时闻到的味道。你的鼻子和身体产生了什么变化吗?

然后,回想一下让你快乐的味觉体验。想象你现在正品尝着你曾经品尝过的东西,用你的舌头品尝它……你的嘴里和身体产生了什么变化吗?

现在,回想一下让你感到快乐的声音。也许是笑声,也许是鸟儿的歌唱,也许是翻滚的波浪,也许是美妙的音乐。想象你现在听到的是你当时听到的声音,探索是什

---

① 练习内容与第1周呼吸练习内容一致,此处省略。具体按照第1周呼吸练习内容练习。

么声音触动了内心的快乐，探索快乐体验中的细节……你的身心产生了什么变化吗？

回想一下让你感到快乐的触感。也许你触碰了一些温暖的东西，抚摸了你所爱的人的头发或宠物的皮毛。也许你被阳光的温暖、微风的凉意、沙滩上脚趾间的沙粒所感动。想象一下你当时的感受……你的皮肤和身心有产生什么变化吗？

同样，你可以通过五种感官的不同通道探索其他的快乐体验，无论是通过视觉、听觉、嗅觉、味觉还是触觉。同时，注意伴随的身体感觉、联想、思维和感觉。

你刚刚探索的五种感官将我们与外部世界联系在一起。除此之外我们还拥有第六感，我们可以用它来思考和感受情感。你还记得是什么打动了你让你感受到了快乐吗？也许你被一个美丽的想法或洞察力所触动，一个"啊，现在我明白了"的顿悟，也许你被一个比喻、一个故事或一首诗所震撼。想象你现在所经历的和你当时所经历的……是什么触动了你……当你和它重新连接时，它对你有什么影响？

矛盾的是，这种练习有时会激起对失去的东西的悲伤，或对失去的东西的痛苦和渴望。也许这它们也可以作为这个练习的一部分而被承认和欣赏，你可能需要一个同情的回应。

尽可能多地花时间重温美好的事物，探索快乐的美妙体验。如果我们打开我们的感官之门，花时间用心地在安抚系统的平静中与它共处，那么在任何地方都能找到快乐。即使在黑暗中，也会有一些光明，使我们的心充满欢乐。你可以把一只手放在自己的内心，感激内心充满喜悦的能力，感激自己花时间做这个练习，然后结束这个练习。

4.通往幸福之门

我们从研究中知道，幸福不太取决于发生在你身上的事情，而更多地取决于你如何对待它。富人不一定比穷人更幸福，过度的奢侈和财产甚至可能导致不快乐，而当同情心遇到痛苦时它也可以是通往幸福的大门。那么，关于幸福我们能说些什么呢？在积极心理学领域，至少有三个领域被认为对幸福有贡献：①愉快的生活，通过感官享受生活；②忙碌的生活，热情地彼此联系；③有意义的生活，寻找目标，坚守价值观。

愉快的生活可以通过一些练习来养成，比如散步、锻炼安抚系统，接受、品味和重温美好的事物。练习也能培养忙碌的生活，以及弥合我们与他人之间的鸿沟，加深我们对共同人性的感知，加深我们与世界的联系。在我们谈论更多关于有意义的生活之前，我们先深入地探讨忙碌的生活。

到目前为止，我们已经把很多注意力放在了善意和同情的修行上。现在，我们也想聚焦心灵的另外两种品质——同情的喜悦和镇静。我们把这些品质称为"人生的四位挚友"。如果我们通过练习来培养它们，它们确实可以成为我们一生的挚友，成为帮助我们以一种非自私的方式与他人和自己交往的关键品质。它们把焦点从自我系统转移到生态系统，或者从"我有病"转移到"我们有病"。佛教称之为"无界"或"无量"。练习是没有限制的，它培养了一颗无限的心，拥抱所有的存在——过去、现在、未来、咫尺和远方。没有人被排除在外，无论是我们的敌人，还是我们自己。你可能会对此感到惊讶，可能会想"这是为像我这样的普通人准备的吗？"好吧，我们并不是说它总是很容易，即使我们希望它呈现出那样，但它也可能比你想象得要简单。

当旅行者在天气多变的地区旅行时，他们会使用罗盘和气压计等仪器。同样，我们的"内在晴雨表"可以帮助我们选择在不同的环境中练习不同的心灵的品质。在一般情况下，友善是我们全天候的朋友，而且可以经常练习。但当友善遭遇苦难时，它就变成了同情，而这正是我们内心阴冷、阴雨绵绵时所需要的。当友善遇到公平、阳光和温暖的天气条件时，它就变成了富有同情心的快乐，我们可以尽情享受、欣赏和庆祝。我们可以将镇静与气压计中的保持器进行比较，这保证了气压计在极端温度、湍流和不可预测情境下的稳定性。镇静在混乱中带来内心的平静和平衡。

每一种心灵品质都是一剂药，我们总是容易被它们的对立面所吸引，这些对立面毒害我们的生活，关闭我们的心。友善是消除仇恨的良方，自悯是消除残酷的良方，同情是消除嫉妒的良方，镇静是消除过度投入和自负的良方。"四友"帮助我们在实践中保持正确的平衡，避免片面的错误。举个例子，如果我们意识到在同情练习中被沉重的痛苦压得喘不过气来，那么同情练习中加入更多的友善是有益的。如果我们因为太焦虑或太急切而失去平衡，或者被强烈的情绪压倒，镇静可能是我们需要的朋友。如果我们注意到无聊或冷漠，我们可能会感受到慈悲或同情的喜悦。因此，我们将正念练习与感知正确的用心音调结合起来，并与给定的环境相协调。

作为辅助手段，你可以想象一位老师是如何与班上不同的孩子互动。从她友善的基本态度中可以看出来，她希望她所有的学生都快乐、表现得好。她向那些成功的孩子们展示她感激的喜悦、发挥他们的才能。她同情那些有学习困难、健康状况不佳、家庭有问题或有特殊需要的人。有些孩子具有挑战性和反社会的行为，比如霸凌他人和逃学，而她用平静的态度面对那些孩子。

5. 联结——致自己的慰问信

第一步，每个人都有自己不喜欢的地方，这让他们感到羞耻、没有安全感或感觉自己不够好。不完美是人的本性，而失败和不足的感觉是人类生活经历的一部分。试着写一个使自己感到羞耻或感觉自己不够好的问题（如外表、工作、人际关系……）你的这一方面是如何让你感到恐惧、悲伤、沮丧、不安或愤怒的？当你想到自己的这些问题时，你有什么情绪？这是你和自己之间的事，所以请尽量在情感上诚实，避免压抑任何感情，同时也不要过度夸张。试着如实地去感受自己的情绪然后把它们写下来。

第二步，现在，想象自己有一个假想的朋友，也可以是你的主治医师、看护的护士、病友或家人，他／她友善且富有同情心，并无条件地爱你、接纳你。想象一下，这位朋友能看到你所有的长处和短处，包括你刚刚写到的自己的方方面面。想象这个朋友对你的感觉，想象你是怎样被爱和被接纳的，尽管你和所有人一样不完美。他／她能认识到人性的局限性，知道所有的人类都不完美，但仍然爱你并接纳你，对你友善和宽容。这位朋友以他／她的大智慧，了解了你的生活史和你生命中发生的数百万件事情，这些事情造就了现在的你。你的不完美与许多你无法选择的事情有关：基因，家族史，生活环境——这些都是你无法控制的。

从这个假想朋友的角度给自己写封信，专注在你倾向于认为自己有所不足的方面上。这个朋友会从无限同情和悲悯的角度对你的"缺陷"说些什么呢？这个朋友会如何表达他／她对你的深切同情，尤其是当你如此严厉地评判自己而感到痛苦时？这位朋友会写些什么来提醒你自己是普通人，每个人都有长处和短处？如果你认为这位朋友可能会建议你做出改变，这些建议会如何体现无条件的理解和同情呢？当你从这个假想的朋友的角度给自己写信时，试着在信中注入他／她对你的接纳、友善、关心和对你健康和与幸福的渴望。

写完信后，把它放一会儿。然后再回来阅读一遍，让文字真正地被你吸收。当它倾注在你身上时，感受它的悲悯，它会像夏日里的凉风一样抚慰你。爱、联结和接纳自我是你与生俱来的权利。如果想要拥有它们，你只需要寻找内心的声音。

6. 宽恕

现在回想一下和你一起接受治疗的那个病友。想想这个人是如何挣扎和受苦的。

就像我们一样，这个人渴望快乐，远离痛苦和折磨。试着承认他们对幸福的渴望，并肯定这一点。试着让他们保持温柔的意识。试着做以下思考。

平静的短语：

每个人都在自己的人生旅途中。

我不是造成这个人痛苦的根源，消除痛苦并不在我的能力范围内。

虽然这一刻让人难以忍受，但我会尽己所能帮助你。

宽恕的短语：

对于你所做的，有意或无意地对我造成的伤害，我是否可以原谅你。

对于自己所做的，有意或无意地对你造成的伤害，我是否可以原谅我自己。

7. 正念冥想——充满同情的步行冥想

计划一段 10 分钟或者更长时间的步行，地点任选。把这段时间专门用于培养爱与善意和同情心。

站立一会儿，将你的注意力集中在你的身体上。注意你的站姿，感受你的身体。

回想一下，每个人都想要平静幸福的生活。想一想那个心底的愿望："希望我也能幸福快乐，免遭痛苦，就像众生都希望得到幸福，远离痛苦一样"。

现在开始行走。注意自己要笔直地向前行走。感受你身体的感觉，你可能会注意到你脚底的感觉或者是风吹过你脸上的感觉。保持你的眼睛温柔地专注于当前，以正常步速行走。

在步行几分钟之后，对自己重复那些充满爱意的短语：

愿我平安。

愿我幸福。

愿我健康。

愿我生活轻松。

这些句子将会让你的注意力集中于你的身体，并且开始唤起一种爱与善意的态度。试着将句子和踏出的每一步或者每次呼吸同步起来。这样将会有助于把句子凝缩为单个词语："安全、幸福、健康、轻松"或者"爱，爱，爱，爱"。

当你的思维游离了，慢慢回到句子上来。如果你发觉自己不知不觉中正在加速前往目的地，慢下来，将注意重新聚焦于你的意图上。

用善意的态度尤其是一种对双脚支撑起整个身体的感激来完成整个过程，感谢行走这个奇迹。

几分钟之后，将这种善意延伸到他人身上。当某人引起了你的注意，对自己说：

愿你和我平安。

愿你和我幸福。

愿你和我健康。

愿你和我轻松地活着。

你也可以说"愿你平安"或者"平安……幸福……健康……轻松"或者"爱……爱……爱……爱"。不要一次囊括所有人，每次只需提到一个人，保持爱与善意的态度。

最后，你给予爱与善意的对象会囊括所有形式的生命，比如狗、小鸟、昆虫和植物。

在行走的最后阶段，静静地站一会儿，在你进入下一个活动之前，重复说"愿所有的生命都幸福，免遭痛苦"。

8. 讨论

你是否通过训练唤起并体会到了对幸福和温暖的向往？你能说说最让你感到幸福或者最打动你的事情 / 感受是什么？你会如何运用你的感受？你最擅长运用的心理品质有哪些？它们如何帮助你寻找幸福与自由？

9. 作业

一周进行 3—4 次重温美好冥想练习和正念冥想练习，当你再次受到癌症复发恐惧或其他负面影响时，将自己遭遇的痛苦和四种心灵品质的表格对比，按照表格试着利用相应的心灵品质解决痛苦。记录下你的痛苦和处理，必要时为自己写一封慰问信。

第七节　将自悯与智慧融入生活（第7周）

一、训练导引

讨论家庭练习；反思他人，特别是困难的个体。如何与他人的苦难联结；正念冥想；意象呼吸练习；讨论。在课程即将结束时，我们将更多地关注如何将课堂练习与日常生活相联系。如果我们最终不能将我们课堂上的大量练习灵活地渗透到日常生活中去，那么我们的练习就没有什么意义了。接下来的一些练习帮助我们让自悯走进我们的日常生活。

二、训练内容

1. 暖场小游戏：风儿吹过来

大家分组站成一排，咨询师唱歌，成员跟着做动作。

咨询师：风儿吹过来（头和身子一起往左边倒），风儿吹过来（头和身子一起往右边倒），在这里（往前），再那里（往后），风儿吹过来（左右摇）。

关键点：当活动做完后，咨询师说，这只是一级风，接下来还有二级风，做同样动作，只是在这里（往前），再那里（往后），做两遍动作，可以加快，以此增到10级大风。

咨询师：我们在做"风儿吹过来"的动作时有没有什么困难呢，可能有些团员不太记得动作的时候看一下别人也就记得动作了，可能有时候自己记得往哪边转但是被其他团员带偏了，有没有这种现象出现呢？出现这种现象是很正常的，因为我们是社会性的人，我们生活在集体中，所以会受很多因素的影响，我们也在这些多方面的影响中逐渐成长。

2. 呼吸练习①

3. 讨论：生活中的一天

给自己几分钟的时间，让自己有意识地停止活动安静下来，为舒缓的呼吸节奏留

---

① 练习内容与第1周呼吸练习内容一致，此处省略。具体按照第1周呼吸练习内容练习。

出空间。然后拿出一张白纸，并将它分成三列，左列（宽）、中列和右列（窄）。在左列宽栏中列出你生活中每天的活动，从起床到睡觉。并且在最右边的专栏中标记出来你在多大程度上出于对自己的关心而进行了这项活动。你可以使用1到5之间的数字对其进行评分，其中1=完全没有，而5=的确如此（程度很深），选择的时候不要考虑太多，遵循你的第一选择。在该列填好后，你可以向后折叠该列，然后，在中间一栏标出你对于其他人、动物或其他生物的关心而从事该活动的程度，并以上面的方式进行评分：1=完全没有，5=的确如此。填完之后，再次打开表格并查看你的列表，注意你的反应，让自己有时间思考以下问题：

两列中的分数是否平均？特定活动的自我照顾和照顾他人的分数是否平衡或不同？

你如何看待在自我照顾和照顾他人之间的平衡？满足、中立还是不满足？

在正念训练的第7节中，通常要求参与者探索他们的日常活动如何消耗或供应能量。在自我照顾和照顾他人方面得分高低的活动与你的精力和压力水平有何关系？它们是否让你感到疲倦、兴奋或精神焕发？

当你在做一些事情时，你是否认识到威胁、驱动或舒缓系统的主导地位？或者是否有特别的压力反应？你的内在模式是怎样的呢？

在你进行这些活动时，是否有一个内在的批评家、一个内在的掌控者或一个内在的帮手在身边？

你更深层次的动机是什么？活动是基于自我动机、他人动机还是共同动机？它们是否符合你的价值观？

如果你觉得你可以给日常生活带来更多的善意和同情心，这意味着多做还是少做一些你表上所列出的特定的活动？

如果很难改变你所做的事情，也许可以看看你"如何"去做。当你参与一项活动时，其中有益的意图、动机和态度可能是什么？

如果你发现在日常生活中很难选出活动平均的一天，那么你可以评估进行完全不同活动的一两天。在接下来的一周中，可以根据需要随时重温上述问题。

当你在全神贯注地反思问题时，你可能会以不同的视角看待问题。下面，你可以阅读一些志愿者反思其日常活动的示例。在下面的示例中我们使用了虚构的名字。

莎拉（Sarah）在上班前会带狗出去，因为她通常赶时间。她在照顾狗方面得分很高，而在照顾自己方面得分很低。然而，经过反思，她开始意识到，多亏了她的狗，她才有了一个很好的机会，开始新的一天，享受快乐散步，这对她自己来说也是一种善意和关怀。这也会为她在一天的其余时间带来更多的正念和善意奠定基调，同时这也不需要花费她额外的时间，只需转换动力即可。

马克（Mark）通常骑车而不是坐车上班。他在自我照顾方面的得分很高，因为这能让他保持健康，但他在关心他人方面得分为零。经过反思，他意识到自己的健康同时也在为他人服务，这也让他以更好的精神开始工作，这样对同事和客户来说是更好的陪伴。此外，骑自行车也是一种爱护环境的方式。所以，转念一想，马克意识到这项活动一点也不自私，他很开心地将自己骑自行车的动机与他的愿望相一致，即与人们建立联系并关爱地球。

丽塔（Rita）是一位秘书，她经常加班以补偿同事们的病假。她在照顾他人方面得分很高，而在自我照顾方面得分很低。她思考了自己这样做的更深层次的动机。她觉得自己非常需要忠诚于他人并取悦她的老板（他人第一动力），她还希望获得更好的职位和更高的薪水（自己第一动力），但她的努力通常会使她在一天结束时感到筋疲力尽，还面临着崩溃的风险。不仅她，她的公司和家人都会受苦，如果她通过为放松自己提供更多休息和空间来恢复更好的平衡，那么她不仅可以让自己更好更舒服，而且这样也关注到了她的家人、老板、公司及其客户（我们共同动机）。Rita决定减少加班时间，并以照顾好自己的健康对所有人来说都是一件好事为理由来向她的老板解释。

每天晚上睡觉前，克里斯（Chris）会看一两个小时他最喜欢的电视连续剧。他在自我照顾和照顾他人方面得分很高，因为他同时在社交媒体上与朋友聊天。通过反思，他意识到这种生活方式会提高他的压力水平，并且他在床上很难入睡。他意识到自己在获取电子媒介和朋友的信息时处于驱动模式，但与此同时威胁模式也是存在的，因为他担心如果他不加入就会失去他们的友谊。他决定不再同时看电视和关注社交媒体，并定期检查自己的呼吸，让它找到舒缓的节奏，他相信他的朋友们知道他什么时候可以聊天。

格温（Gwen）是单亲妈妈，她发现在忙碌了一天之后让她的两个年幼的孩子上床睡觉是一项挑战，他们总是在她迫切想要平静的时候吵闹，她经常对他们发脾气，并在事后感到内疚。当被问及这与她在生活中的真实感受有何关系时，她对这项活动进行了评分，并哭了起来。毫无疑问，在她的生活中，她的孩子是第一，如果能够和平地度过一天会好得多，为此她决定给孩子们更多的时间，邀请他们分享他们的一天并给他们读一个故事。以这样的方式让孩子们上床睡觉可能对所有人都有好处。

在威胁或驱动模式下做事有时是必要的，但是，这会很快耗尽你的能量，尤其是在舒缓系统没有为这些活动准备充足的能量的情况下。有时候，即使是在自我照顾方面得分高的活动，仔细思考后也可能根本没有那么关心自己，特别是如果你在压力下进行这些活动以实现或避免不愉快的经历。无论你是因为急切地希望将健康风险降至最低（威胁系统），还是因为你渴望在运动中表现出色（驱动系统），还是因为你喜欢和享受户外活动（舒缓系统）。如果涉及帮助他人的活动源于他人第一动机或强制性的趋向和友好的反应，而导致你忽略了自己的需要，那么这些活动也可能会消耗你的精力。如果它们来自于自我第一动机，那么你可能是被喜欢和奖励的需要或害怕被忽视或拒绝所驱使，而以我们的共同动机帮助他人可能会使你的威胁系统、驱力系统和舒缓系统达到更健康的平衡，从而为你提供能量和满足感。

4. 从正式练习转向非正式练习

到目前为止，我们已经学习了许多正式的练习，你可以在专门为它们预留的时间内进行，但除此之外，一些非正式的练习，如日程练习、呼吸空间和自我同情练习，这些都没有特定的安排。这些简短的练习可以充当正式练习和生活的其余部分之间的桥梁，为我们最需要的实际生态系统带来善意和同情。事实上，有很多方法可以将正式的练习带入你的日常生活。下面是一些例子。

当你在暂时无法脱离的情况下感到不舒服时，例如在牙医的椅子上，你可以想象在一个安全的地方，你会以自己的方式被接受。

当你遇到交通堵塞时，你可以向周围汽车的司机和乘客表示亲切的祝福。

当救护车经过时，你可以向里面的人表示富有同情心的祝福。

当你在工作中遇到困难或困境时，你可以放松一下，聆听你内心的声音以及富有同情心的同伴的建议。

在公交车站等候时，你可以享受脸上温暖的阳光，或者——如果下雨则更具挑战性——对滋养地球的雨滴感恩。

当你的朋友告诉你她通过考试的消息时，你可以花点时间练习感恩的快乐。

当你无助地目睹一位酗酒的同事再次酗酒时，你可以保持镇定，意识到你无法承担其他人的责任。

当你坐在因虚弱而无法说话的生病亲戚或朋友的床边时，你可以练习慈悲呼吸。

当你在新闻上看到战争和灾难感到无能为力时，你可以向那些遭受痛苦的人表示同情的祝福。

你发现自己机械地从 A 地走到 B 地时，你可以注意走路带给你的喜悦或感激之情。

等等……

在寻找将正式练习转化为非正式活动的方式时，要灵活、有趣和富有创造力。呼吸空间的简短练习在转化正式和非正式练习以及从无意识的行为转变为有意识的存在方面特别有效。在 MBCT 中，三分钟呼吸空间被视为整个项目的基石，并有不同的侧重点，前两个阶段是相似的，但在第三阶段，可以向需要关注的不同领域打开不同的门，下面是呼吸空间的改编版本，适用于需要采取行动的情况，毕竟，我们的日常生活很多都包括决策和选择行动。它可以帮助探索是什么激励你并在你面临困境并不确定该怎么做时推动你做出相应的行动。

5. 呼吸空间练习

第一步，带着开放、友善的意识活在当下。

就像任何呼吸空间的第一阶段一样，开始意识到你现在的经历是什么，注意身体的感觉、想法和意识，就像它们出现一样。问问你自己"现在是什么在激励我""是否感觉到威胁系统、驱动系统或舒缓系统的能量？""是否注意到任何移动或寻求或逃避经验趋向？"

第二步，放松呼吸节奏。

你可以把注意力放在呼吸上，轻轻地让舒缓的呼吸节奏出现，释放你不需要坚持和感觉稳定的张力。

第三步，选择明智的慈悲行动。

当你的身体作为一个整体的时候，你可以问自己"什么是明智和富有同情心的选择，现在应该说或做什么？"你想选择威胁、驱动还是关怀动机？什么符合你的价值观？在这里，你的内在助手或富有同情心的伴侣会给你什么建议？如果你的想法变得足够清楚，你就朝着你想要的方向前进。这有可能和你之前走的方向一样，但现在要谨慎地选择和激励，它也可能是不同的方向，需要一个更仁慈和更富有同情心的仔细检查。如果你注意到你想要如何继续，这也没关系，这可能是一种阻碍，你可以允许你自己在做某事之前有更多的时间和空间专注于情况，只需要对任何表现出来的东西放松一下，以一种"不知道"的非评判态度接受它。

最后以一个良好的愿望作为结尾，例如"希望我能冷静和耐心""希望我能忍受这个困境直到正确的答案出现"，或者"希望我的决定对我自己和别人来说是明智的和关心的。"

6. 行动起来

对于一些困难的情况需要立即采取行动。在危及生命的情况下，你可能会相信自己的求生本能，否则可能为时已晚。在许多其他情况下，你不必立即采取行动，如果你不确定什么是最好的时候，你最好在做这件事之前花点时间适应这种情况，并进行上述的呼吸空间练习。练习"暂停"，正如塔拉·布拉赫所说，为明智、富有同情心的行动提供沃土。

暂停可以让你在决定做什么之前，仔细调整情况的真正需要，包括你自己和其他相关人员。不采取行动可能是明智的，给自己时间让你面临的情况在你的内心和思想中产生共鸣。通常，智慧源于"不知道"的开放态度。你可以默默地向自己或涉及这种情况的其他人许一个富有同情心的愿望。你也会发现这种情况需要另一种品质，如平静。即使你感到无助和无能为力，你也可以通过这种方式做一些事情。你可以在日常生活中练习，做一些富有同情心的行动。下面是一些例子：

为生病的邻居购物。

与新同事喝咖啡。

给失去亲人的朋友寄一张卡片。

花时间倾听别人分享他们的困难，而无需提供建议或提供快速解决方案；支持或加入慈善组织。

为有困难的人做一些你擅长的事情，例如 DIY 工作、烤蛋糕或填写税表。

不要忘记为自己做些善事，给自己一些滋养、舒缓或充满活力的东西。例如，洗个热水澡，散步，读一首喜欢的诗。

拜访朋友或看电影。

接下来我们开始冥想

给自己找一个舒适的位置，从呼吸空间的前两步开始，平和地沉浸在当下，让舒缓的呼吸和放松进入身体，一些宁静的词可能给你一种平静的感觉：我平静地接受我无法改变的事情，我改变我能改变的事情，以及知道人和人存在差异。此外，隐喻可以帮助你去联结，例如稳定坚固的山，宁静的湖面或温和的驯马师。

然后，想一个对你来说或多或少感觉中性的人，一个你最近在街上或在小巷里偶然遇到的路人，想象这个人正在你的面前，你意识到他或她很容易衰老，像任何人一样，疾病、损失和死亡，你给这个人许一个平等的愿望，例如，愿你接受事物的本来面目，愿你在生活的起伏中感到平静和平衡，愿你活着，愿你与无常和不可预测和平相处，你可以用同样的方式转向其他中立的人。

然后向自己表示一个平静的愿望，例如：

愿我在生活的动荡中变得平静和平衡，愿我接受一切来与去，愿我在快乐与忧郁、健康与疾病、成功与失败中找到平衡，愿我接受损失并敞开心扉，愿我对变化无常感到安心，随着衰老、疾病和死亡，我可以接受我无法改变过去、预测未来，只能做我职责范围内的事情……

如果你非常关心他人的行为，那么意识到所有人都对自己的行为负有最终责任可能会有所帮助。你可以思考以下内容：我可以接受我不能改变别人，但我可以给他们仁慈和同情，愿我能明智地辨别什么是有用和有害的、什么是我的职责范围内的和我的职责之外的！

如果你愿意，你可以将练习扩展到一位或多位恩人、好朋友和亲爱的人，对于难相处的人也同样如此，这不在于接受或宽恕他们的行为，而在于意识到他们也是像你一样脆弱的人。

冷静的反思可能是：你对自己的决定负责，并对自己行为的后果负责。你不能为你做选择，但你可以助你明辨和智慧。你不能带走你的痛苦，但你可以助你安宁和平静。

我们的愿望也可以与生活连接，例如："愿我们在生活的困难中找到和平与和谐"。

与和平冥想一样，你不必将任何人类、动物或其他生物排除在平等心之外。对于战争和灾难地区的人们，他们的愿望可能是："愿你在混乱中找到平静，在疾病中找到自在，在无法控制和不可预测中找到内心的平静，在疯狂的世界中找到智慧。"

7. 家庭作业

（1）意念呼吸练习

（2）呼吸空间练习

（3）日常生活非正式练习

（4）冥想练习

（5）自我反思练习（根据自身情况填写表格，见专栏4-9）

专栏4-9 **每日自我反思表**

每日活动	因为关心其他人而进行这些活动的程度（1-5）	因为关心自己而进行这些活动的程度（1-5）

第八节　对未来生活的承诺（第8周）

一、内容

讨论家庭练习；复习自悯训练理论；对先前训练的总结；制定课程结束的家庭练习阶段目标。

二、具体步骤

1.暖场小游戏：几个人来的

所有人围成一个圈坐在椅子上，每次需要相应的人站起来说口令"一个人来的""两个人来的""三个人来的""四个人来的""三个人来的""两个人来的""一个人来的"以此循环，当一个人来的时候，需要一个人站起来并说一个人来的，接下来后面的两个人说：两个人来的，出现错误的话从出错的那个人重新开始。大家都能完整的进行这个游戏之后，玩过几轮，游戏结束。

2.呼吸练习[①]

3.我的成长（团员回顾收获）

咨询师：今天我很明显地看出大家有一些变化，我们回顾一下我们上次的家庭作业，大家愿意分享一下自己都是怎么做的吗？有没有遇到什么困难呢？针对家庭作业还有什么问题吗？

团员可能会围绕着自己的学习、心态、身体状况、人际关系、家庭关系等方面进行分享，在分享的过程中咨询师注意反馈，并在必要的时候提醒分享者这周的变化。

咨询师：大家都分享的特别好，看到了大家这周的时间在家庭里自己都做了不少的改变，我觉得我们的这个系列的活动举办的也很有价值，同时也感谢大家在帮助自己的同时也帮助我们提升了团辅活动的价值。

4.苦难联结

咨询师：看到大家的成长我们都非常的开心，大家都能很好的将自己这几周所学

---

①练习内容与第1周呼吸练习内容一致，此处省略。具体按照第1周呼吸练习内容练习。

习到的自悯的知识运用到自己身上，并且真正的做到了，这是非常成功的一件事。我们每个人都紧紧地与外界相联系，在你的身边有没有一些遭遇苦难并难以走出的亲人，他经常会做些什么？你是怎么理解他的？面对他，你一般是怎么做的呢？

想象一下，如果他现在正站在你的面前，你现在最想做什么呢？

团员：（分享自己的感受）

咨询师：我们每个人都希望自己生活美好，但是我们确实会遭遇苦难，所以我们每个人都在寻找一种在苦难当中相对舒服的生活方式，或许所选择的方式不一样，有人选择一些积极的应对方式，也有人选择一些消极的应对方式，但是无论怎样，任何人的选择都需要我们以爱和悲悯的眼光去看待，因为每个人都想以自己的方式尽量舒适地生活。我们所需要做的，是理解他、包容他、共情他、拥抱他。

5. 正念冥想

大家联想到正在遭受苦难的人难免会有些情绪波动，现在让我们安静下来，用正念的方式开始冥想。首先站立一会儿，将注意力集中在你的身体上，感受你的身体。回想一下，每个人都想要平静幸福的生活。想一想你心底里的愿望："希望我能幸福快乐，免遭痛苦，就像众生都希望得到幸福，远离痛苦一样。"

现在开始行走。注意自己要笔直地向前行走。感受你的身体，可能会注意到脚底的感觉或者是风吹过脸的感觉。保持你的眼睛温柔地专注于脚下的路，以正常步速行走。在步行几分钟之后，对自己重复那些充满爱意的短语：愿我平安，愿我幸福，愿我健康，愿我生活轻松。这些句子将会让你的注意力集中于你的身体，并且开始唤起一种爱与善意的态度。试着将句子和踏出的每一步或者每次呼吸同步起来。这样将会有助于把句子凝缩为单个词语，如安全、幸福、健康、轻松、爱等。当你的思维游离了，慢慢回到句子上来。如果你发觉你自己不知不觉中正在加速前往目的地，慢下来。

用善意的态度，尤其是用对双脚支撑起整个身体的感激来完成整个过程，感谢行走这个奇迹。

几分钟之后，将这种善意延伸到他人身上。当有人引起了你的注意时，对自己说："愿你和我平安、愿你和我幸福、愿你和我健康、愿你和我轻松地活着。"不要一次囊括所有人，每次只需提到一个人，保持爱与善意的态度。在行走的最后阶段，静静地站一会儿，在你进入下一个活动之前，重复"愿所有的生命都幸福，免遭苦难"。

6. 回顾

（1）理论回顾

自悯的核心在于正视并接受自己正在经受的痛苦，以宽容、共情、温暖和耐心的态度对待生活的各个方面（特别是失败与痛苦），进而逐步认识到面临失败与痛苦可能是人类的普遍遭遇。通过对自我的关怀，个体将体验到一种情绪安全感，学会如何以一种更加清晰和客观的态度去看待自我和现实，重新审视自己对压力性事件的认知加工过程和结果。因此，自悯的提升将有助于个体调整对于压力性事件的认知过程，进而矫正"功能不良认知评价"（如灾难化思维、反刍）。

自悯训练通过提升癌症患者的自悯水平，使患者更加清晰地审视自己对癌症复发的认知评估过程，进而减少对于癌症复发的灾难性预期（例如"一旦癌症复发，我的生活将万劫不复"）、对癌症相关信息刺激的注意偏向（例如"更快、更多地被癌症相关刺激所吸引"）、对癌症创伤记忆的反刍（例如"不由自主不断回忆起化疗过程中的痛苦"），最终降低病理性癌症复发恐惧水平。

（2）训练回顾

我们的整个过程中进行了许许多多的活动，有各种的小游戏、有冥想、呼吸等静态活动，也有负面情绪、思维、回忆等一些动态活动，我们整个团队在这个过程中过的非常充实、非常丰富，看到大家在这个过程中有收获、有所得，我们这些活动就是值得的。

7. 对未来做出承诺

我们建议你在接下来的一周内思考什么有助于维持你的练习，以及如何将你从课程中学到的知识融入日常生活。哪些正式的正念和同情心练习可以让你保持更长时间，哪些非正式的练习可以在一天中定期提醒自己？给自己充足的机会，时时刻刻检查是什么激励着你？你是否受到威胁系统、驱动系统或安抚系统的激励？你的行为是否在消耗或维持你的资源？你是自我专注，他人专注还是共同专注？你是服务于自我系统还是生态系统？你忠于你真正珍视的东西吗？你会谨慎地、用心地选择你的行为吗？

但有时候即使你竭尽全力照顾好自己和周围的人，也不可避免地会出现压力和复发的风险。尤其是在我们脆弱的时候，我们很容易重新陷入不健康的习惯和模式。因此，我们建议你向前看，问问自己如何预防和减轻未来的痛苦，特别是如果你知道倦怠、焦虑、抑郁或成瘾容易复发。你可能已经制定了预防复发计划，如果是这样，你可以再次查看它，并考虑它是否需要任何富有同情心的调整，如果你没有，也可以制作一个计划。

8. 悲悯的预防复发计划

你可以使用适当的工作表作为计划的基本结构。列出你生活中可能导致复发风险的压力情况，例如与他人冲突、工作截止日期的压力、开始或结束关系、感觉受到伤害、批评或遗弃。

还要列出即将复发的警告信号，可能是注意力不集中、持续的担忧、情绪变化、易怒、社交退缩、睡眠问题、食欲改变、成瘾行为、疲劳、头痛或其他身体不适。尤其要注意早期预警信号。例如，重要的是不要等到你的身体出现疼痛才引起注意，而是要注意并回应早期的不适感。

然后列出富有同情心的做和不做的事情，当复发的迹象出现时，它们可以指导你：当情况变得更糟时，你如何应对早期迹象？你可以做什么来帮助自己，你可以向别人寻求什么帮助？哪些做法和以前经过验证的补救措施可以帮助你？你何时以及如何寻求专业帮助？

9. 共同愿望

我们每一个人来到这个团队，在团队中学习、游戏、成长，我们在这个团队中收获欢声笑语，体验团队的力量。现在团队即将结束，但我们已经不再是一个人了，我们多了很多能量，属于我们自己的能量，我们可以积极生活，可以努力成长，我们的这个团队永远在大家心中。

大家对团队中的成员有什么想说的话吗？在这个团队中有什么愿望吗？在这个团队中有什么还未实现的成长目标吗？我们可以把自己想说的话给大家分享（如果实在不想说可以写在纸上）。

听到了大家的分享很感动，我们在短短两个月的时间不仅仅自我成长了很多，而且我们团队成员们从陌生到熟悉到相互了解，这真的是一段美妙的经历。

10. 离别

最后我们拥抱我们现在最想拥抱的人吧，并且向我们的团队成员告别，再见！

参考文献

[1]ALDRIDGE A A, ROESCH S C. Coping and Adjustment in Children with Cancer: a Meta-Analytic Study[J]. Journal of Behavioral Medicine, 2007,30(2): 115-129.

[2]BRANDAO T, SCHULZ M S, MATOS P M. Psychological Adjustment After Breast Cancer: a Systematic Review of Longitudinal Studies[J]. Psycho-Oncology, 2017,26(7): 917-926.

[3]COOK S A, SALMON P, HAYES G, et al. Predictors of Emotional Distress a Year or More After Diagnosis of Cancer: a Systematic Review of the Literature[J]. Psycho-Oncology, 2018,27(3): 791-801.

[4]VAN DEN BEUKEN-VAN M H J, HOCHSTENBACH L M J, JOOSTEN E A J, et al. Update on Prevalence of Pain in Patients with Cancer: Systematic Review and Meta-Analysis[J]. Journal of Pain and Symptom Management, 2016,51(6): 1070-1090.

[5]EVERDINGEN M H J V D B V, DE RIJKE J M, KESSELS A G, et al. Prevalence of Pain in Patients with Cancer: a Systematic Review of the Past 40 years[J]. Annals of Oncology, 2007,18(9): 1437-1449.

[6]ANSHASI H A, AHMAD M. An Assessment of Methodological Quality of Systematic Reviews of Acupuncture and Related Therapies for Cancer-Related Pain[J]. Complementary Therapies in Clinical Practice, 2018,32: 163-168.

[7]REILLYC M, BRUNER D W, MITCHELL S A, et al. A Literature Synthesis of Symptom Prevalence and Severity in Persons Receiving Active Cancer Treatment[J]. Supportive Care in Cancer, 2013,21(6): 1525-1550.

[8]BOWER J E. Cancer-Related Fatigue: Mechanisms, Risk Factors, and Yreatments[J]. Nature Reviews Clinical Oncology, 2014,11(10): 597-609.

[9]GELINAS C, FILLION L. Factors Related to Persistent Fatigue Following Completion

of Breast Cancer Yreatment[J]. Oncology Nursing Forum, 2004,31(2): 269-278.

[10]HUI D, BRUERA E. A Personalized Approach to Assessing and Managing Pain in Patients with Cancer[J]. Journal of Clinical Oncology, 2014,32(16): 1640.

[11]JUNG B F, AHRENDT G M, OAKLANDER A L, et al. Neuropathic Pain Following Breast Cancer Surgery: Proposed Classification and Research Update[J]. Pain, 2003,104(1): 1-13.

[12]LI Y, SHEN Q, KIM H T, et al. The rexinoid Bexarotene Represses Cyclin D1 Transcription by Inducing the DEC2 Transcriptional Repressor[J]. Breast Cancer Research and Treatment, 2011,128(3): 667-677.

[13] 杜义敏, 程月红. 双相情感障碍复发风险因素的研究进展 [J]. 河北医药, 2015,37(2):256-258.

[14] 冯正直, 张大均. 中学生抑郁症状的流行病学特征研究 [J]. 中国行为医学科学, 2005(2):11-13.

[15] 李秀玉. 恶性肿瘤与抑郁障碍 [J]. 中医临床研究, 2012,4(13):1-4.

[16] 李莹珊, 宁玉萍. 伴与不伴激越症状重度抑郁患者的住院自杀风险 [J]. 临床精神医学杂志, 2019,29(6):400-402.

[17] 王佩蓉, 冯斌, 刘兰英, 等. 心境障碍问卷在抑郁障碍中筛查双相障碍的初步应用 [J]. 中华精神科杂志, 2012(3):150-153.

[18] 于欣, 方贻儒. 中国双相障碍防治指南: 第 2 版 [M]. 北京: 中华医学电子音像出版社, 2015.

[19] 张明园, 何燕玲. 现代精神医学丛书精神科评定量表手册 [M]. 长沙: 湖南科学技术出版社, 2015.

[20]GILBERT P. The Compassionate Mind[M]. London: Constable, 2009.

[21]NEFF K. The Development and Validation of a Scale to Measure Self-Compassion[J]. Self and Identity, 2003,2(3): 223-250.

[22]ROCKMAN P, HURLEY A. Self-Compassion and Mindfulness[M]. Toronto: The Centre for Mindfulness Studies, 2015.

[23]NEFF K, GERMER C. The Mindful Self-Compassion Workbook: a Proven Way to Accept Yourself, Build Inner Strength, and Thrive[M]. New York: The Guilford Press, 2018.